食之油道

Guide Book of Cooking Oil

健康生活专家 **傅国翔** 著　**一描** 插图

三联书店

图书在版编目（CIP）数据

食之油道 / 傅国翔著. --北京 : 生活·读书·新知三联书店, 2012.7
ISBN 978-7-108-04078-7
Ⅰ.①食… Ⅱ.①傅… Ⅲ.①食用油－食品卫生Ⅳ.①R155.5
中国版本图书馆CIP数据核字(2012)第075066号

食之油道

责任编辑：黄新萍
装帧设计：鲍敦蓉
责任印制：郝德华
出版发行：生活·讀書·新知 三联书店
（北京市东城区美术馆东街22号）
邮　　编：100010
经　　销：新华书店
印　　刷：北京图文天地制版印刷有限公司
版　　次：2012年7月北京第1版
2012年7月北京第1次印刷
开　　本：720毫米×965毫米 1/16 印张10.5
字　　数：82千字 插图22幅
印　　数：0,001–8,000册
定　　价：35.00元

目录 | CONTENTS

推荐序：吃对食用油才健康……009
自序：正确饮食，让身体找回自愈力！……011

Part 1 为什么要吃油？

脂肪从何而来？……019

脂肪对身体有什么作用？……022
皮肤水嫩的关键……022
身体的防护垫……022
促进维生素的吸收……022
细胞膜的主要建材……023
角色与功能转换……023
管理身体各类生理反应的大将军——前列腺素……023
一滴油在体内的旅程……025
身体如国度 进出需监督……025
消化系统中的旅程……025
认识脂肪大家族……029
蛇蝎美人——饱和脂肪酸……029
层次丰富的不饱和脂肪酸……030
两个黄金比例——1：1：1和1：4……035

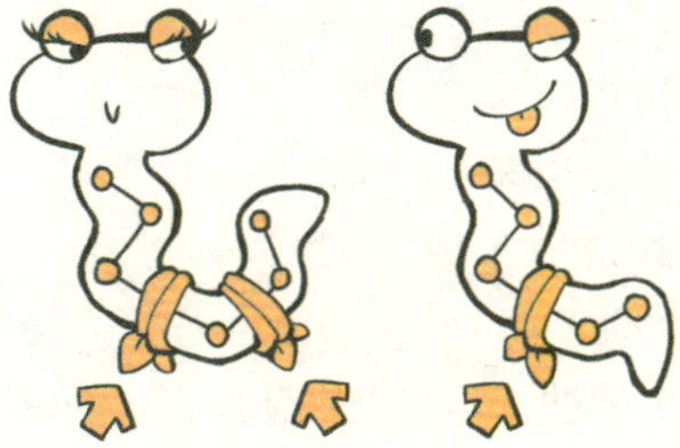

Part 2 一瓶食用油的诞生

什么是精炼油？……038
精炼油是怎么加工出来的？……038
精炼油有什么好处？……041
如何选择精炼油？……042
保存精炼油的要领……045
什么是初榨油？……047
初榨油才有的营养元素真不少……047
如何挑选初榨油？……050
初榨油的食用与保存……053
何谓有机食用油？……055
油品新花样……058
添加 DHA、EPA、ALA……058
植物甾醇的迷思……059
植物奶油：现代饮食新危机……060
植物奶油是完全人造的脂肪酸……060
健康刽子手——反式脂肪酸……062
如何辨识植物奶油？……064
国内外对反式脂肪酸的规范……064

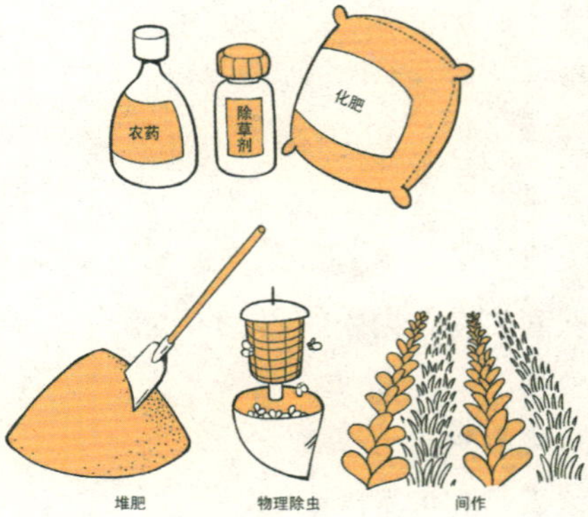

Part 3 吃对了油脂　健康非难事

油怎么吃才对？……068

控制油脂摄取量……068

选择合理的烹煮方式……068

选择多样化的优质油品……070

防止体内油脂氧化的好帮手……072

体内脂肪酸调整计划……076

测试阶段（3周）……076

调整阶段（30天）……077

维持阶段……079

自制调和油……080

食用油的其他妙用……082

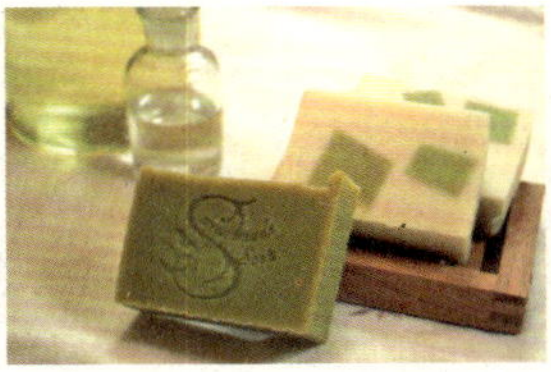

Part 4 各类人群的用油指南

肥胖……086

癌症……090

心血管疾病……092

糖尿病……096

现代儿童健康……100

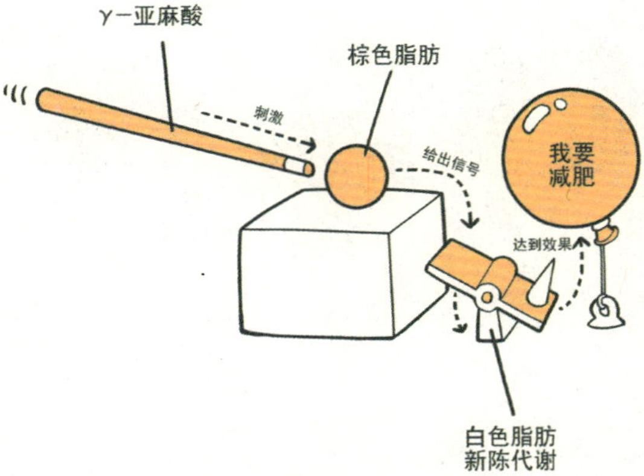

Part 5 食用油的家庭成员

精炼油系列……107

葵花籽油……107

大豆油……109

花生油……112

橄榄油……115

玉米胚芽油……122

葡萄籽油……124

茶油……126

棕榈油……128

椰子油……130

猪油……132

初榨油系列……134

亚麻籽油……134

苏籽油……138

南瓜籽油……140

月见草油……142

核桃油……145

火麻籽油……147

调和油……149

附录一：文文的食谱……151

附录二：食用油的各类营养成分对照表……166

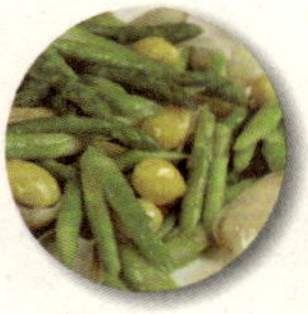

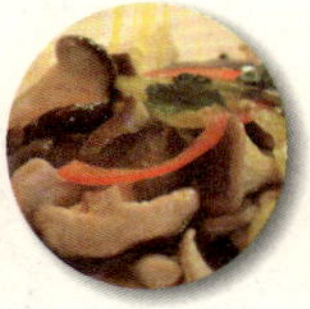

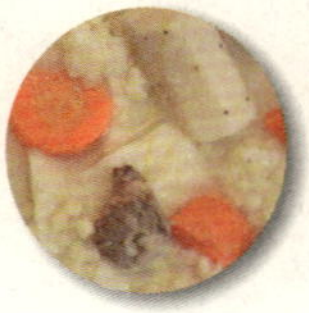

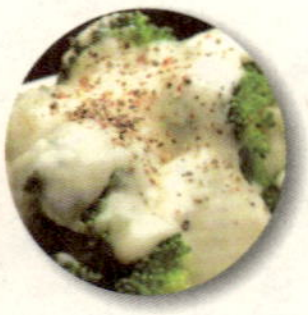

推荐序

吃对食用油才健康

在我多年推广有机事业及自然医学的生涯中，有太多的无力感。看着整个世界走向严重的污染，包括整个食品界的严重问题，而整个医学界用对抗疗法处理许多积聚性疾病。更令人感叹的是，这些产品或是医学方法却被公众社会广泛认同。

在从事推广有机事业及自然医学的二十多年中，我发现自然、生态、环保、农业、营养、医学是密不可分的。很高兴看到作者傅国翔，一个拥有营养、医学、有机农业专业知识的专家能加入推广健康饮食的行列，让更多人了解到，若要身体健康，饮食是基础。

现代人普遍对每天吃下肚的食用油都是一知半解；殊不知大量被食品工业所使用的氢化油等是人类食品中的重大错误之一。真正懂油的正确使用方式的人不多。

事实就是，坏的食用油是现代饮食中最大的杀手。好的食用油是生命的源泉，对慢性疾病及癌症都有辅助治疗的效果。在现代物质丰富的超市里，人们经常可以看到货架上排列着各色不同品牌、不同容量、不同包装的油品。消费者往往不知如何选择，更别谈了解造加工程序、烹调方法及食用方法了。盲目被广告促销活动而迷惑，人们常花高价却买到不良产品。

书中，作者用简单的专业文字，从认识食用油的种类开始，循序渐进地告诉读者如何选择好食用油，让读者对食用油有深入的认识。

作者将自己的宝贵实践经验告诉读者，用通俗易懂的呈现方式，没有赘言赘语，只有简洁平易的说明和例子，和大家一同提升生活素质、生命价值。相信这是作者所乐意看到的。

书中提供了许多实践方法和案例，只要我们遵循，并持之以恒，即使疾病没有痊愈，生活质量也一定会有相当程度的提升。要健康，靠的还是自己。

最后，希望你好好珍惜此书，也分享给你身边所爱的人吧！其实健康很简单。吃对了，无价！

范秀琴

生机饮食推广人，著有《生机饮食》、《有机五壳健康食谱》、《有机杂粮健康食谱》、《给你好醋》、《生机能量早餐》、《自然健康生活讲座录像带51卷》等图书。

自序

正确饮食，让身体找回自愈力！

一般婴儿出生后几天便离开妇产科医院回家。 而我，却是出生于自家的医院。童年时期就在医院里穿梭自如。自小在一个西医家庭中长大，父亲是药剂师，母亲是护理师，外公和舅舅都是妇产科医师。似乎在我出生的那一刻就注定了我与“健康产业”结下了不解之缘。虽说是医疗世家，母亲却在生完我后开始患上严重的腰酸背痛与持续性高血糖症状。理所当然的，母亲就开始服用各类药物来“压制症状”。起初一两年药物效果奇佳，但时间一久就需要加大剂量，并且要更换不同的药品才得以奏效。渐渐地，各类药物也不起作用后，母亲便开始寻求中医以及各种民间疗法，但最后都未能根除病痛。

感谢上天的眷顾，就在母亲心灰意冷之际，从长居美国的亲戚那里听说到了生机饮食与食疗的概念。母亲便抱着姑且一试的心态，坚持了一段时间的生机饮食疗法。万万没想到，竟取得了惊人的效果！长年的腰酸背痛解决了，血糖也稳定下来了。这不仅仅震撼了母亲本人，也让在她身边的我们感受到正确饮食方式的力量。

由于母亲的缘故，我决心彻底研究饮食与健康的关联性。我先后在加拿大亚伯达大学与北京大学医学部学习食品营养及临床医学，期待将营养与医学结合，帮助更多的人。在加拿大学习食品营养时了解到，油脂摄取不均衡正是造成高胆固醇、高血脂等问题症状高发的重要原因之一。从亚伯达大学附属医院中实习时见到，这些病患在配合医院的治疗的同时，愿意依照营养师的指示改变饮食习惯，长期下来可以看到病情的改善。这让我更加肯定，饮食习惯对于各类慢性疾病的预防起着关键性的作用。而在北京积水潭医院及人民医院实习期间， 见到无数因为高胆固醇、高血脂等问题所困扰的病患必须长期挂号拿药来解决身体病痛时，更赋予我强烈的使命感，期许自己将健康饮食的生活方式推广给更多人。

在涉足营养领域十年来接触过各种关于饮食的问题。总结起来发现，国人对于生活中最陌生的朋友——食用油——有着无数的疑惑。我应该要吃什么油才会健康？我老伴儿得了高血压是否要吃橄榄油？油少放了菜不好吃，要怎么样既少油、菜又好吃……中国人说，每天生活必备的是柴米油盐酱醋茶。可见，厨房中是少不了食用油的。但市面上关于食用油的书籍与资料却不多，我想这也是为什么每次受邀演讲时，大家总是对于食用油的问题充满了兴趣的原因。

一次的演讲中有幸与三联书店合作，在活动结束后和编辑聊及油品议题时了解到，出版社有计划在国内出版一本关于食用油的书。多么振奋人心的事呀！就这样，我开始了这本书的撰写。在此感谢三联书店给我这次机会向大众推广健康的饮食方式。也感谢编辑黄新萍耐心地与我反复沟通，并对文字内容编辑梳理，才让这本书得以成功地面向广大读者。期待这本书能够让读者以轻松的方式，对每天食用的油脂有更深一层的认识。祝福天下所有人健康、平安。

傅国翔

2012 年 1 月

Part 1

为什么要吃油?

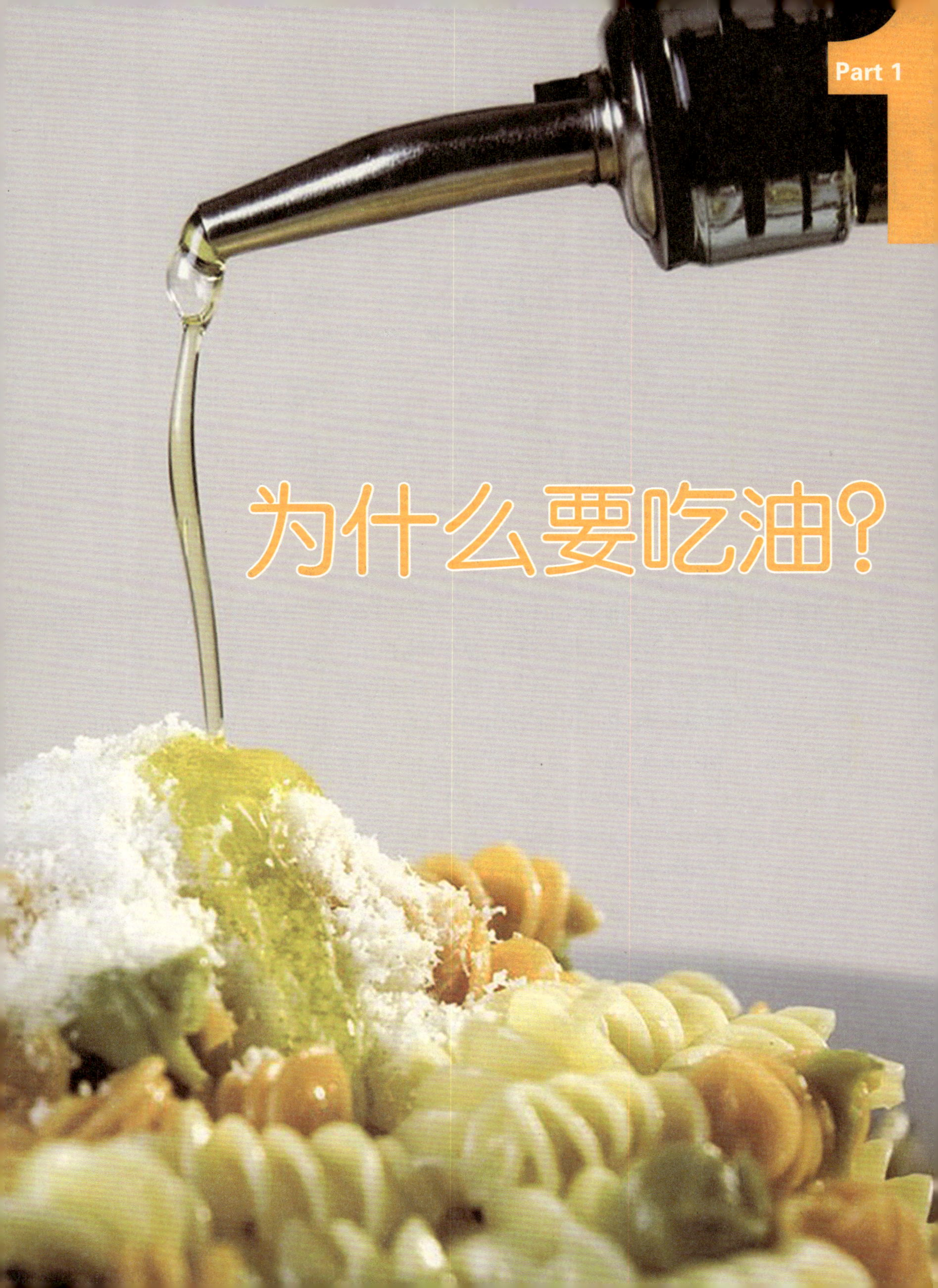

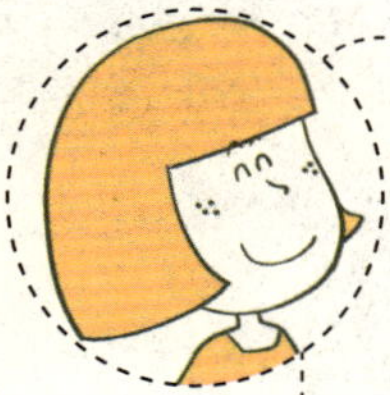

文文个人资料

年龄：30 周岁

婚姻：结婚 2 年，准备生宝宝。居住在 B 城，租一居室房

工作：外商广告公司满 3 年

健康状况：结婚后体重向上攀升，整天想着要上健身房，但是理由总是比动力强大！肩颈酸痛，皮肤状况也越来越不好。最困扰的，就是每个月经期非常不舒服。

文文的一天

在忙碌的城市中生活，每个上班日就像例行公事一样，平淡无趣。最令文文困扰的，不外乎每日三餐。今天一早匆匆忙忙出门，到了公司楼底下买早点。给自己买了鸡蛋灌饼与一杯最爱喝的奶茶，然后帮同事小菲买了份煎饼和豆浆。

到了 10 点多，感觉有点昏昏沉沉，可不能就这样走进会议室开会，肯定挨批评，所以很快泡了一杯即溶咖啡提提神。冗长的会议开到 12:45 才完，肚子开始咕叽咕叽叫了。跟小菲订了外卖，订了宫保鸡丁盖饭。每天的午餐变化不大。偶尔下定决心减肥（婚后文文与老公都开始发胖）就买个千岛沙拉与一个小面包当午餐。

吃完午餐继续忙下周的新品发布会，讲了不知几十通电话后，快递出现了！这是大家最兴奋的一刻！因为上周大伙儿一起在网上团购的巧克力与玛芬蛋糕到了！每个人眼睛为之一亮，小菲马上说：“谁要拿铁咖啡，我来泡！”像是正式宣布下午茶时刻的来临。这可是一天中最享受的时刻呀。

今天难得主管有事先走，不用加班。开心的文文在回家的路上买了一斤糖炒栗子与葵花籽，心想晚餐后看电视时能大快朵颐！晚上 7:30，老公到家时文文刚好做完菜。今天晚餐有香菇油菜、尖椒炒肉丝、西红柿炒鸡蛋、蛋炒饭与烧饼。

两人开心地共进晚餐后，文文把头靠在老公像熊宝宝一样的大肚腩上一起看电视。约 9:30 两人开始有点嘴馋，就一起享用回家路上买的糖炒栗子与葵花籽。这平凡又幸福的一天就这样过去了。

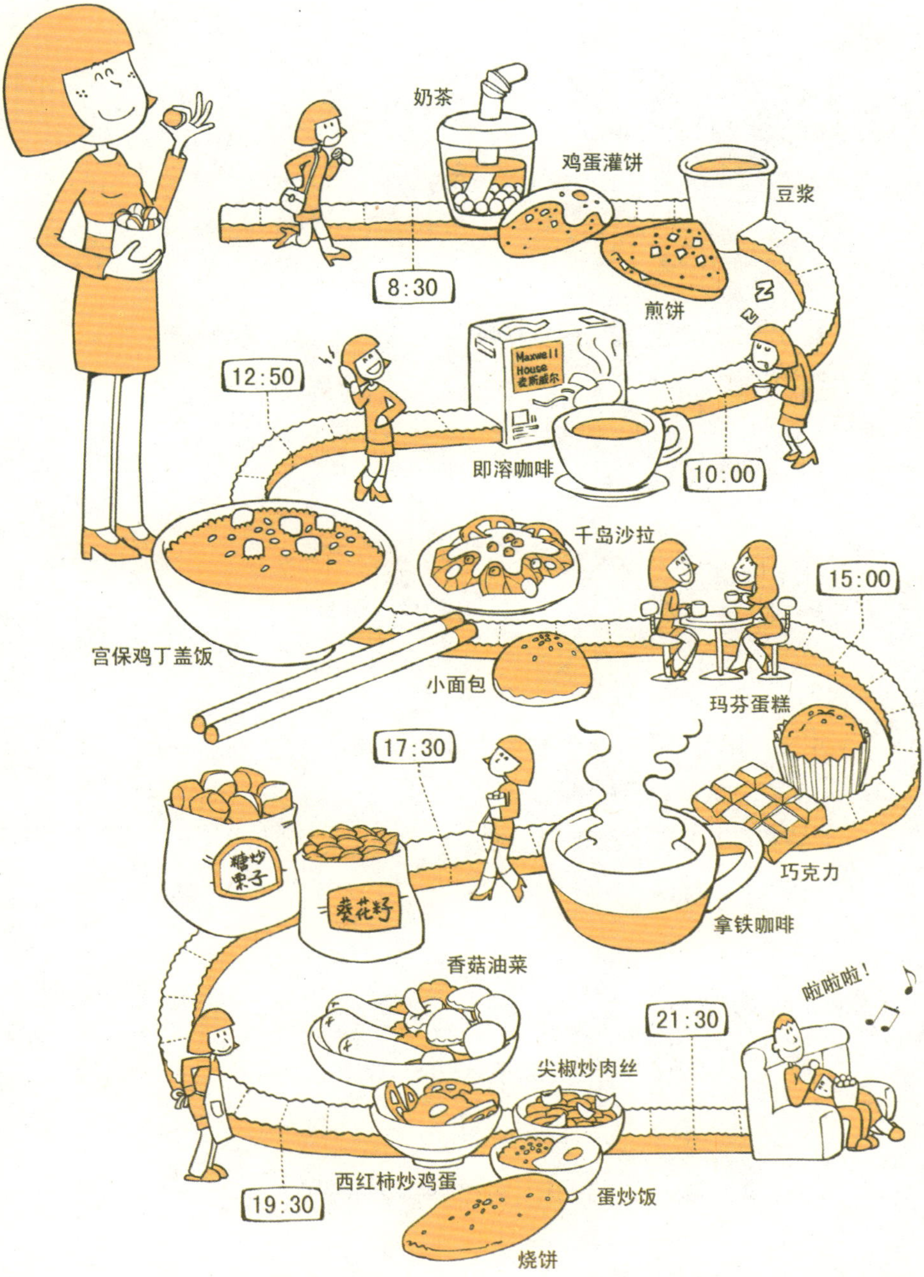

看完文文的一天，你是否找到一些与自己饮食生活类似的部分呢？
生活中的饮食跟我们的健康息息相关，油脂更是重要的一环。

识油指数小测试

一起来看看，你对油脂了解多少？为达准确性，请根据自己的第一感觉迅速作答。

测试一：请在这篇文章所提到的食物中，选出有含油脂的品项。数一数共有几种？

A. 15~17 种　　B. 10~14 种　　C. 3~9 种

测试二：猜一猜营养学家建议一般成人一天的总脂肪摄取量为多少克？

A. 30　　B. 50　　C. 70　　D. 100

测试三：以下文文吃的食品中，哪些含有氢化油的可能性较高？

A. 奶茶、饼干、玛芬蛋糕、即溶咖啡

B. 葵花籽、栗子、豆浆

C. 宫保鸡丁、西红柿炒鸡蛋

测试四：以下食品中，哪项含有最高的脂肪含量？

A. 煎饼　　B. 葵花籽　　C. 烧饼

测试五：以下文文吃的食品中，哪项中含有胆固醇？

A. 千岛沙拉

B. 香菇油菜（使用花生油炒）

C. 宫保鸡丁盖饭

测试六：请看看以下哪一个为你的烹调习惯？

A. 锅内的油冒烟了就表示油熟了，这时才将菜下锅烹煮。

B. 不等锅内的油冒烟就下菜。油烟的产生对身体不好！

C. 不在意何时将菜放下锅，重点是煮熟。

测试七：在采购食用油的时候，你认为哪一个观念是正确的？

A. 应该买越透明清澈的越好，这样表示纯净无杂质。

B. 其实只要是植物油都差不多，价格实惠最重要。

C. 应该购买不同品种与不同加工工艺制作而成的油，有益健康 。

☑ **答案：A; C; A; B; C; B; C**

你的识油指数有几颗星？

识油指数 ★

答对 1~2 题

对于每天吃的食物比较不了解。记得要多花点时间注意自己的饮食习惯喔！不然亚健康症状很快会找上你哦！

识油指数 ★★

答对 3~4 题

其实比较关注自己的饮食，只是对食物还有许多误解。不要气馁，追求健康永远不嫌晚。

识油指数 ★★★

答对 5~7 题

给你鼓励鼓励！相信你一定知道饮食习惯对自己的身体健康的影响。继续加油，让你身边的家人朋友都受益！

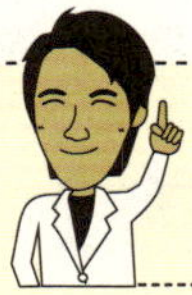

傅老师 | 健康提点

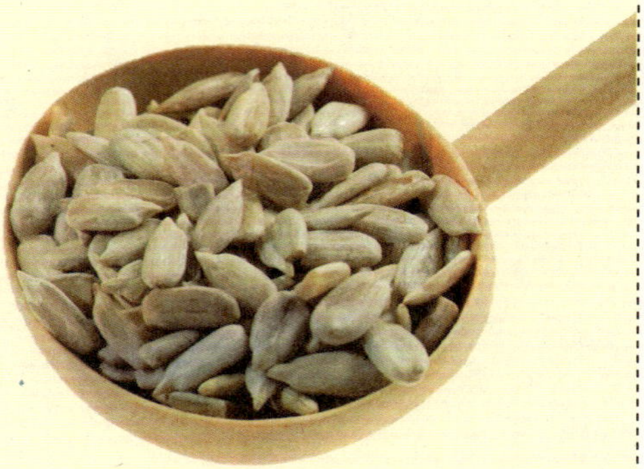

对于今天的上班族来说，文文的这一天是再平常不过的一天了。早上因为赶着上班，所以随便吃了份早餐。中午也是在单位简便地吃个工作餐。经过一天的工作，回到家后，想好好犒赏一下自己的胃，做一桌家常菜当晚餐。惊人的是，这样简简单单的一天，如果粗略地去分析的话，文文这一天大概等同喝到 2/3 杯星巴客小杯咖啡杯装的油脂。可以想象一下，若把杯中的咖啡全部换成油的话，你喝得下去吗？

文中的几乎每一种食品中都含有油脂。林林总总的油脂摄取全部加起来大约为 130 克。以脂肪摄取量来说，晚上吃的葵花籽为最大的脂肪摄取来源。小小一盘葵花籽就含有大约 50 克油脂，而且还是在睡前食用！在睡眠期间，人体的消化系统呈休息状态，而一般情况下，脂肪在体内需要 6~8 个小时来消化。这就是为什么我们说清淡不油腻的晚餐是最健康的。反观文文，晚餐中的烧饼、蛋炒饭并不清淡，而且在睡前吃高油脂含量的零食，不但因油脂消化不良导致发胖，同时影响睡眠品质。

进一步分析文文一天的饮食，可以发现在油脂的质与量上，文文也没有把好关。早上的鸡蛋灌饼，高温煎炸的过程很容易添加过量的植物油，同时高温容易让油脂氧化。长期摄取到氧化的植物油最明显的反应就是皮肤开始长痘痘。奶茶、即溶咖啡、千岛沙拉、小面包、玛芬蛋糕中都可能含有植物奶油（氢化油）。长期摄取植物奶油不仅容易发胖，同时也会紊乱我们的内分泌系统。对于女孩子来说最直观的反应就是，每月的月事来时特别疼痛，或是月事不准时。

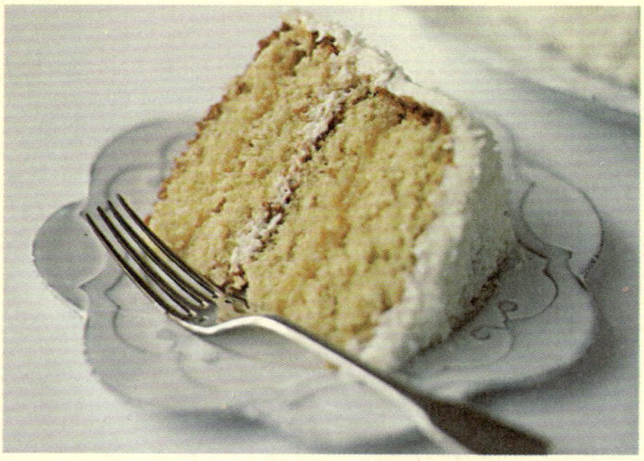

给文文的饮食建议是：若是早上确实没时间在家中吃早餐的话

- 尽量选择馒头或是全麦面包配上豆浆。
- 早上的即溶咖啡换成红茶或绿茶。若是真的想要喝咖啡，选择纯咖啡加鲜奶为宜。
- 中午的沙拉可以不用附带的酱料，用含有果粒的酸奶来做酱料搭配也很好。
- 下午茶时选用一些坚果类的零食，既可提供足够的热量，还能摄取到各种优质脂肪。
- 晚上睡前三小时尽量不要吃东西，如果想吃瓜籽类食品可用瓜籽来取代葵花籽。

采纳以上建议的话，每天可以减少约 60 克脂肪的摄取。别小看这 60 克脂肪——需要步行 4 小时才可以消耗掉这 60 克脂肪所产生的热量！同时因为大大减少了各类坏脂肪的摄取，文文的皮肤和内分泌状况也将大大好转。

想想，简单地对一天的食物选择及烹调方式做一些调整，就可以减低油脂摄取量，甚至也可以省去买保养品的开销，何乐而不为呢？

脂肪从何而来？

食用油是日常生活中最主要的脂肪摄取来源。有良好的食用油摄取习惯，可以大大优化体内的脂肪成分与比例，对改善体形、提升免疫力等都有积极作用。

究竟我们生活中的脂肪从何而来呢？从文文的案例中我们不难发现，现今人们对每天所摄取油脂的来源还都是一知半解。

在日常生活中，脂肪的摄取来源绝不仅仅是食用油。只能说，食用油是日常生活中最主要的脂肪摄取来源。其实所有的食物中都含有一定量的脂肪，不管是动物性或是植物性的食物。一般来说，动物性的食品中含有较高的脂肪含量。最为人们所知的是猪肉中的肥肉。一块煮熟的肥肉可以含有超过 80% 的脂肪！

其实，植物性的食品中也含有一定量的脂肪，如生大豆芽含有 6.5% 的脂肪，花椰菜含有 0.18% 的脂肪，油桃含有 0.45% 的脂肪。所以，将所有摄入食物所含的脂肪总量相加后，再加上当天食用油的使用量，才是一天脂肪摄取的总量。

现代人还有一大类摄取脂肪的来源，就是零食、糕点。过去 30 年间人们摄取零食、糕点的量达到人类历史以来前所未有的高峰。过去可能一年才吃得到一次蛋糕，在今天可能每周都会吃一次，又或者是过去一个月才吃得到几次的饼干，现在却是有些人每天的早餐。这些零食的脂肪含量也都很高，而且大多是饱和脂肪酸含量偏高的油品（如棕榈油）或是植物奶油，因为用这两种油品制作出来的食品又香又好吃，同时可以拥有较长的保存期限。

我们都知道，脂肪是人体不可或缺的重要营养素之一。脂肪就好像是盖房子的砖头一样，如果选用高质量的砖头，建出来的房子坚固耐用；反之，房子必定问题多多。前面提到，日常生活中有各式各样的脂肪摄取来源。其中最容易并最直观、可量化控制的就是食用油的摄取。有良好的食用油摄取习惯， 可以大大优化体内的脂肪成分与比例，从最直观的体形到各种身体机能或精神面貌都会有很大的改善。

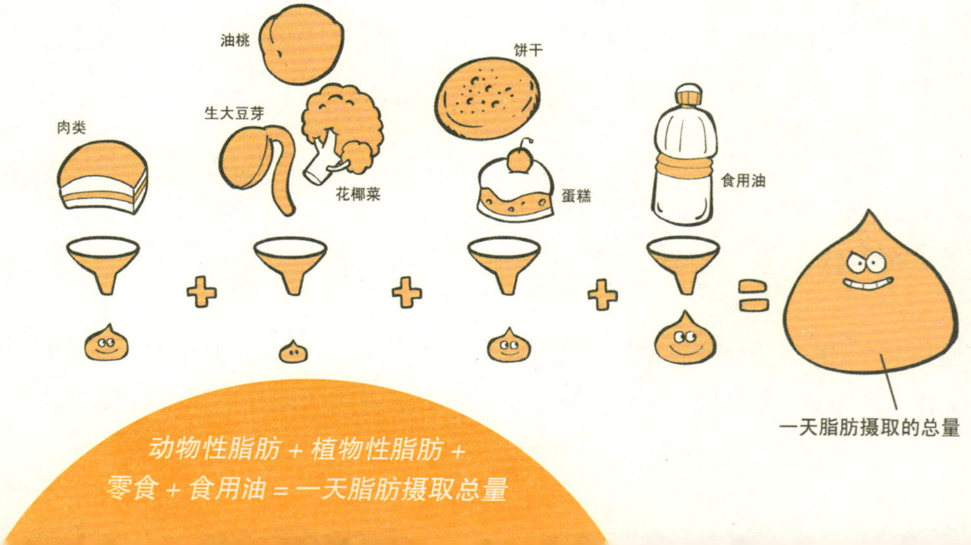

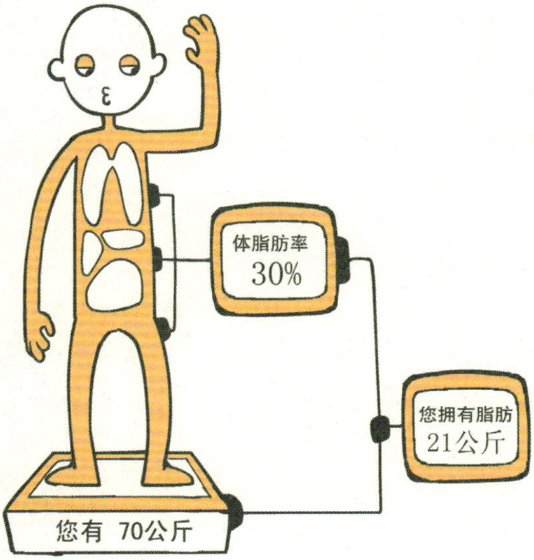

但是，在屋子里的旧砖换新砖时，一定要有一个过程，需要时间与耐心。当体内开始摄取到品质优良的脂肪酸后，自然就会将过去那些劣质或过多的脂肪酸慢慢替换掉。用简单一点的方式来思考就是，如果你的体重是 70 公斤，体脂肪率是 30%（可用体脂器测量）的话，代表你体内有 21 公斤的脂肪。如果每天你可以摄取到 25 克优质脂肪的话，你最少需要约 840 天将体内脂肪替换一遍。改善体质是一场持久战，但只要坚持下去，就可以尝到美好的胜利果实！

傅老师 | 健康提点

很多读者们对于每天油脂的摄取量都非常关心。常常在做菜时都会特别吩咐要少放些油。其实在日常生活中有很多隐性油脂的摄取来源。其中最大一部分就是从零食中摄取来的。当您在超市看到那一包包光鲜亮丽的饼干、蛋糕时，一定要小心。因为一包看似可口的饼干可能含有超过 10 克的脂肪。我们常常在不知不觉中就吃下了过多的油脂。以下列出一些常见的高油脂含量食品。在选购时一定要仔细阅读标签，尽可能选择低油脂含量的商品来购买。

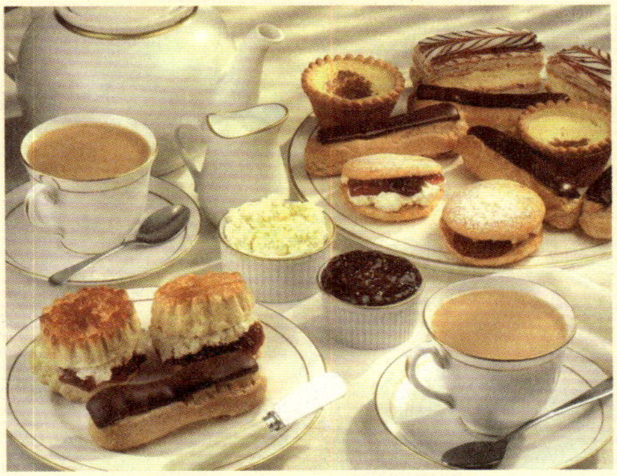

以下食品是需要警惕的：饼干、蛋糕、烧饼、薯片、冰棍、火腿肠、面包、奶茶、方便面、蛋卷、酥皮点心、奶精、奶球。

脂肪对身体有什么作用？

脂肪不等于疾病。优质脂肪可以为身体运转提供强劲动力。

日常生活中的每一个动作，就连你现在看书的过程，都在消耗能量。看一小时的电视需要燃烧72大卡，就连睡觉一小时都会燃烧大约45大卡的热量。在体内，脂肪最主要的功用之一，就是提供能量。同样1克脂肪可燃烧出比1克碳水化合物或是蛋白质多2倍以上的能量。脂肪是提供最多热量的营养素。所以没有脂肪就好像银行里面没有存款，是没法过日子的。

★皮肤水嫩的关键

你知道人体最大的器官是哪一个器官吗？答案是皮肤！而皮肤内所含的脂肪就好比保护膜一样，除了提供防护，更帮助保持体温。我们所摄入的脂肪，会被皮脂腺分泌而进入皮肤，让皮肤保持一定的湿度。所以摄取优质的脂肪，可以保持皮肤状态健康。这也是为什么医师建议容易长痘痘的人不要摄取油炸食品的原因，就是为了避免劣质脂肪进入身体。

★身体的防护垫

人体是非常有趣的。为了符合人需要坐的姿势，我们的臀部都有厚实丰满的脂肪。回想一下小时候，当你淘气不听话时，长辈通常会打你的膝盖还是臀部呢？我想大多数应该是打在臀部上吧！这是因为臀部有最多的脂肪，让小孩不易受伤，疼痛感也不强。除了体形的塑造，部分脂肪细胞也存在于我们的脏器之间，用来避免脏器间在激烈运动或撞击时互相摩擦而损坏。

★促进维生素的吸收

有没有听说过一个说法，热炒后的西红柿更营养？我们在炒菜的过程中加入食用油，能将西红柿中较多的维生素A释放出来。我们统称维生素A、D、E、K为脂溶性维生素。顾名思义，这些维生素必须溶于油脂中才能被人体吸收。大家都知道维生素A对眼睛有好处，维生素D对骨头发育很重要，维生素E对皮肤有保护作用，维生素K可提高凝血功能。但如果你饮食中没有脂肪，就算你吃了这些维生素也是很难吸收的。所以在饮食中摄取足够的脂肪对于各类营养素的吸收也是至关重要的。

★细胞膜的主要建材

人体是由几亿个细胞组合而成的。由此可见，细胞的健康决定了人体的健康。而细胞的保护盾，也就是细胞膜，则是以脂肪作为主要原料的。细胞膜就像是小区的保安系统，需要监督进出细胞的所有物质，让细胞所需的营养物质快速进入细胞，也让细胞内的废物尽快从细胞中排出。想象一下，如果小区的保安出问题，让外地的匪贼潜入小区中，同时小区垃圾也不定时清洁，这个小区会出什么样的问题。因此，细胞膜的好坏对于细胞的健康有极大的影响。拥有健康的细胞，才能拥有健康的身体！

★角色与功能转换

脂肪酸中的“特级品”——必需脂肪酸（亚麻酸Omega-3和亚油酸Omega-6）——是维持身体正常运转的必需品。在肝脏中，酶会将必需脂肪酸转换成对身体有益的其他脂肪酸，如DHA和EPA。研究报告显示，DHA不但可以有效降低血压、血糖，更对脑部和眼睛的发育很有帮助。同时，亚麻酸和亚油酸也可以在体内转换成油酸（Omega-9），而油酸对于降低胆固醇有显著的效果。

★管理身体各类生理反应的大将军——前列腺素

必需脂肪酸可转换成前列腺素(PG)。听到前列腺素，可千万别跟男性生殖系统的“前列腺”混淆了。前列腺素是人体内荷尔蒙的一大类型，控制了我们身体的各类生理反应，如发炎、抗炎、血管的收缩、体温的控制，等等。也就是说，当身体感到寒冷时，前列腺素帮助我们收缩血管，维持体温；在身体出现伤口时，它调节发炎反应来杀死细菌。可以说，前列腺素是大脑不可或缺的左右手！

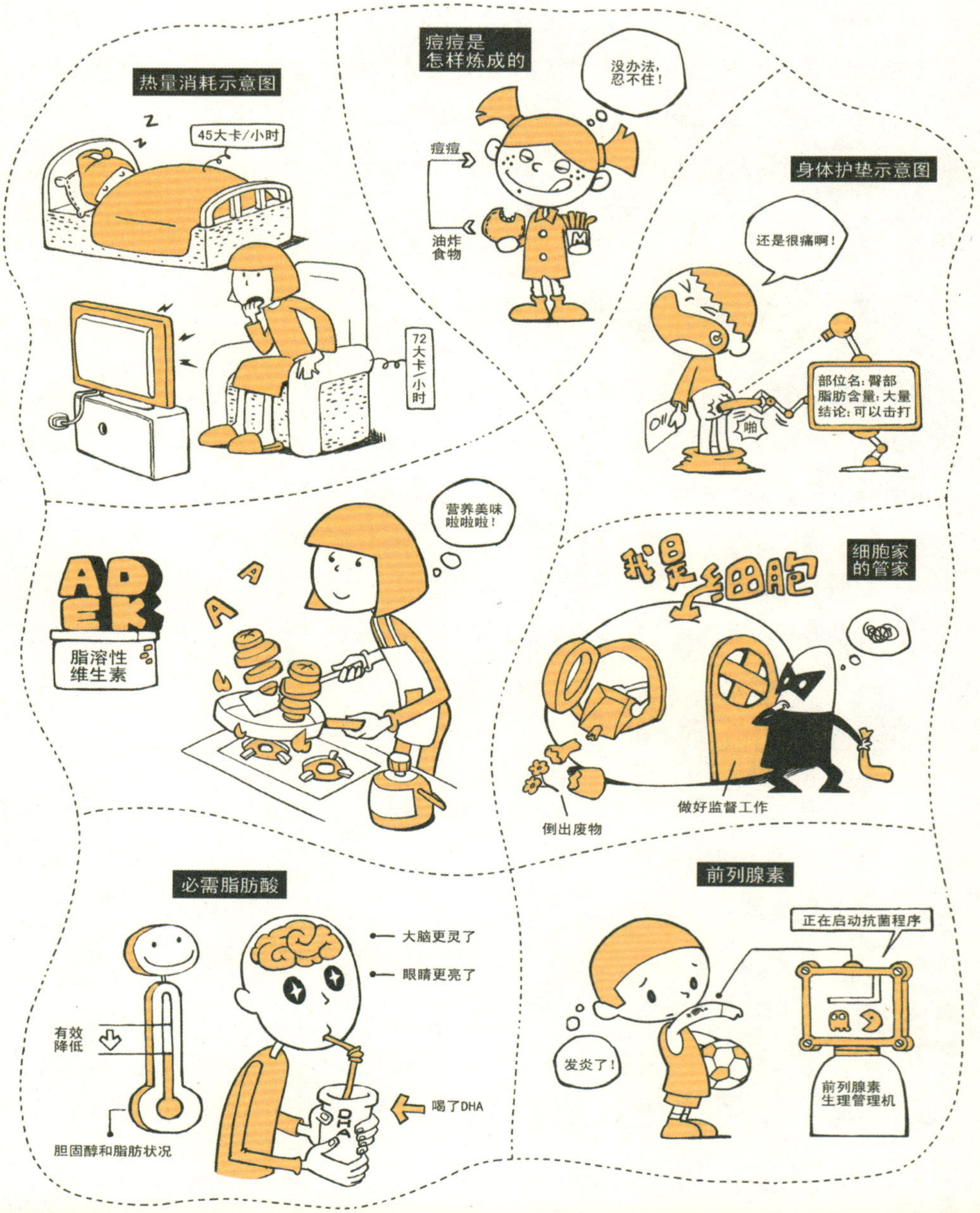

"想解决肥胖或"三高"，不吃油是个好办法吗？"

的确有很多人把油脂与疾病画上了等号，在此我可要替它喊冤了。事实上，很多身体机能是需要优质的油脂作为原料，方能正常运作的。可千万别小看脂肪的作用！

一滴油在体内的旅程

从将脂肪吃下肚那一刻起，油脂究竟在体内发生了怎样的变化呢？我们来跟随着油脂，看看它进入体内后，发生了什么新鲜事！

★身体如国度 进出需监督

在全球化的今天，出国旅游或出差是件稀松平常的事。但事实上，这看似轻松的过程是在各国政府海关严谨控管下进行的。从办理护照、安检到入关，层层关卡确保进入国家的人是安全无疑的。尽一切能力把可疑分子与恐怖分子隔离在外。我们人体的运作也大致如此。

并不是说你把食物吃下去后，身体就无条件地吸收食物中所有的营养素。食物需要经过口腔、食道、胃、小肠吸收后才算真正地进入到体内。小肠分辨食物中的营养素是否符合身体所需，再加以吸收。相反的，若不符合需求，小肠没吸收的话，消化完的残渣就会经过大肠，以粪便的形态排出体内。

★消化系统中的旅程

●细小再细小

食物中的油脂从进入口中的那一刻起，就开始了它的旅程。究竟吃下的脂肪在体内发生了哪些变化呢？

经过口腔咀嚼和胃的蠕动后，油脂会和水乳化，形成油珠。进入小肠（十二指肠）后，胆囊会分泌胆汁；胆汁流入肠道中，负责将油珠的体积变小，以利之后的消化分解。这是一个什么概念呢？就好比咖啡厅里提供客人的是细砂糖而不是大块冰糖，因为越细小的糖粒在咖啡中溶解得越快。结构越细小、越松散的物质，产生反应的速度就越快。人体对于消化油脂也是一样的。为了更有效率地分解食物中的油脂，身体需要将油脂尽量细小化。

当胆汁将脂肪从大粒的油珠变成非常细小的脂肪小滴时，脂肪（脂肪中包括甘油三酯、胆固醇、磷脂）中的甘油三酯在小肠中会先被胰脏分泌的胰脂肪酶分解成甘油和脂肪酸。脂肪酸依结构可以大致分成饱和脂肪酸和不饱和脂肪酸（包括单元不饱和脂肪酸和多元不饱和脂肪酸）。

●分解、吸收、重组

甘油三酯分解后变成甘油和脂肪酸被小肠黏膜吸收。除了胰脂肪酶外，小肠黏膜本身也会分泌肠脂肪酶来确保所有的甘油三酯都被分解吸收。从这里可以看到我们身体的巧妙结构，身体的大部分功能都会有双层把关系统，确保所有的任务彻底执行。为了确保脂肪能顺利吸收，十二指肠和小肠黏膜都会有酶来分解脂肪。

甘油和脂肪酸被小肠吸收后，小肠黏膜会将一份甘油与三份脂肪酸重新组合，再次形成甘油三酯。问题来了：身体大费周章地把脂肪中的甘油三酯分解成甘油和脂肪酸，为什么又要把它重新组合呢？其实这又是我们体内的一个把关系统。

生活中，当货船到达港口后的第一道关卡是什么呢？海关人员会将各个集装箱打开拆封检查，看物品是否与单据上的相符， 并检查里面有没有违禁品。检查安全后才可以放行。身体也是如此，需要将外来的甘油三酯拆开，看里面的原料有没有问题。确认无误后，再吸收并加以重组与利用。

●运往肝脏

当被小肠吸收重组完成后，脂肪才可以说是真正地进入了我们的体内。我们每天吃进去的脂肪约有 90% 被吸收，其他的 10% 会和粪便一起排出。前面提到，脂肪经过细小化、分解、吸收，到重组后再次以甘油三酯的形态出现在我们体内。脂肪有一种特性，相信大家都不陌生，那就是它不溶于水。那么，我们身体的血液中却含有约 90% 的水分， 这代表了脂肪在体内是没法单纯经由血液来运输的。 该怎么解决这样棘手的问题呢？这时身体就需要借助一种叫载脂蛋白的物质来运送脂溶性的物质。这些脂溶性物质包括甘油三酯、磷脂和胆固醇。这就好像我们出国必须借由飞机或火车来旅行一样。载脂蛋白会将这三种物质包裹在其中，带领着它们在体内展开旅程。

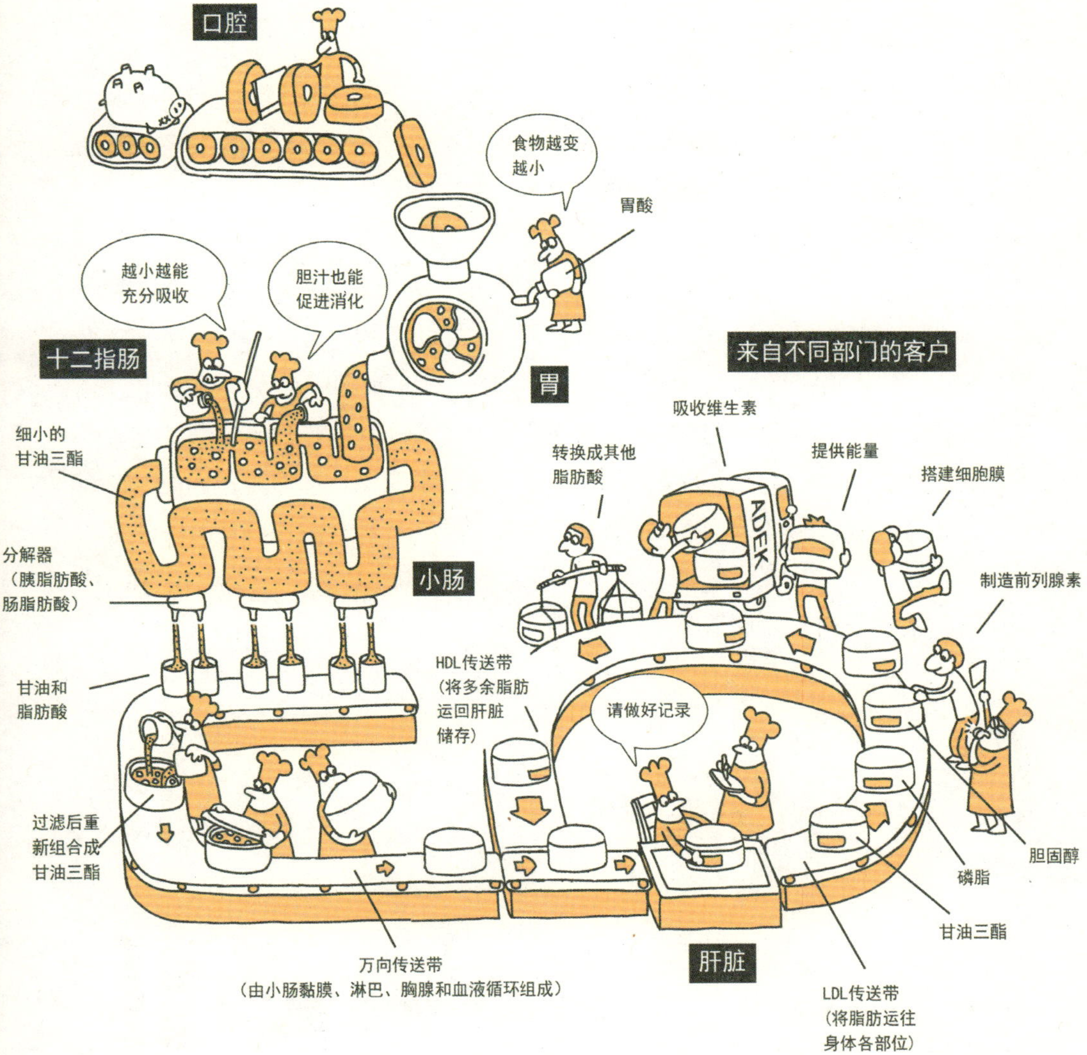

当载脂蛋白从小肠黏膜将甘油三酯、磷脂和胆固醇装上车后，经过淋巴到达胸腺，最后进入血液循环，前往第一目的地——肝脏。

●分配原料

面粉厂将小麦磨成面粉后，可依照客户的需求做出产品，如高筋面粉、饺子粉等。之后再从总仓库发货给面包店、西餐厅或是包子铺做成不同的食品。同样的，当肝脏收到载脂蛋白带运来的甘油三酯、磷脂和胆固醇后，会依原料的不同特性与身体需求来转换成不同物质。之后送往体内不同的地方加以利用（身体各部位的细胞）。

如前面我们所提到的，肝脏可以燃烧脂肪形成能量，或是将脂肪酸转换为 DHA 及前列腺素来满足身体所需。因此可以说，肝脏是体内处理油脂最核心的器官。不管脂肪的燃烧、转换还是代谢，都需要仰赖肝脏的辛勤工作。

至于体内输送脂类物质的交通工具，前面提到，是一种叫载脂蛋白的物质。这种载脂蛋白最为人熟知的就是 LDL（低密度载脂蛋白，俗称坏胆固醇）与 HDL（高密度载脂蛋白，俗称好胆固醇）。以肝脏为中心点，下行车 LDL 将细胞需要的甘油三酯、磷脂和胆固醇从肝脏发送到身体各部位储存或运用，上行车 HDL 把体内各部位过多的胆固醇带回到肝脏代谢或转换成其他产物。间接就形成了 LDL 会将胆固醇运输到身体各部位，从而“增加”了体内胆固醇的含量，而 HDL 将胆固醇从身体各部位运回肝脏重组，从而“减少”了体内胆固醇的含量。这也是为什么我们会把 LDL 称作“坏胆固醇”，而 HDL 为“好胆固醇”的原因了。

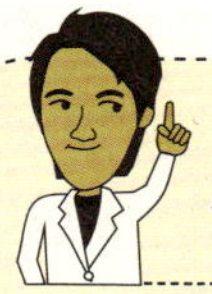

傅老师 | 健康提点

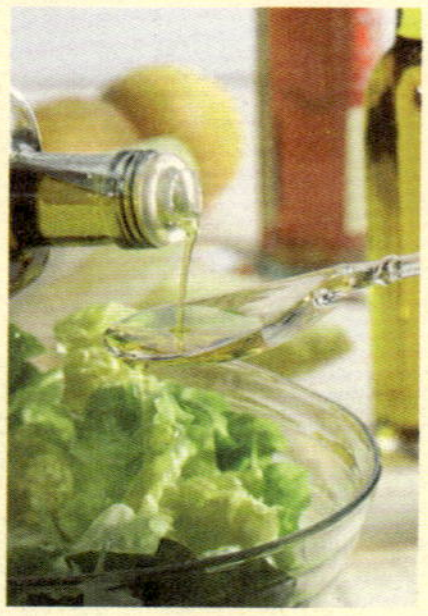

胆固醇只存在于动物性的食材中，在植物性的食材中是无法找到胆固醇的。所以你可以在牛肉、牛奶、奶油、鱼肉、鸡蛋中发现胆固醇，但在花生油、豆油、蔬菜、水果、大米中是没有胆固醇的。

大家都会说，当胆固醇过高，得心血管疾病的机会就会偏高，同时高血压及高血脂的发生率也会上升。这让大家对于一些含有胆固醇的食材都避之而唯恐不及。

实际上，胆固醇可是维持身体机能的重要物质哦！身体需要胆固醇来稳定细胞膜、制作胆汁、分泌荷尔蒙等。一般来说，我们从食物中摄取到的胆固醇，必须经过胆汁和酵素的分解，肝脏才能将其重新组合，形成体内能使用的胆固醇。肝脏合成完胆固醇后，就会配送到身体各部位来使用。只是今天大多数的人在饮食中摄取到太多胆固醇，让身体来不及处理，才导致血液中胆固醇的含量上升。因此，控制饮食就是控制胆固醇的最好途径！

认识脂肪大家族

饱和脂肪酸和不饱和脂肪酸构成了脂肪家族的两个谱系，并各自衍生出独具特色的家族成员。

★蛇蝎美人——饱和脂肪酸

摄取到的脂肪在体内会被细小化并分解成不同类别的脂肪酸。按照脂肪酸结构的样子，可以将脂肪分为饱和脂肪酸和不饱和脂肪酸。

饱和脂肪酸的结构看起来就像铁链一样，每个铁圈环环相扣形成一条平直的链条。而不饱和脂肪酸，虽说结构也似铁链，但却因为有双键结构导致弯曲不直，相对松散。

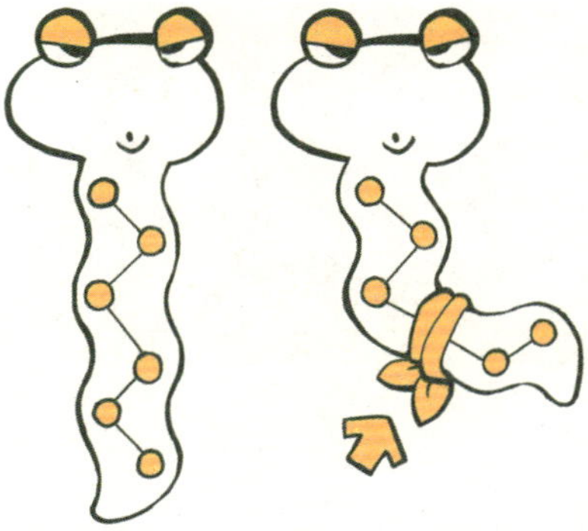

饱和脂肪酸　　不饱和脂肪酸

饱和脂肪酸含量高的食品加温后容易产生香味。想象一下外出烤肉时的香味。不管是烤鸡肉或是猪肉，那香味真是令人食旨大动。但烤蔬菜时就会发现，蔬菜并不能像肉品一样散发出诱人的香味。最主要的原因就是在动物性脂肪中含有较高含量的饱和脂肪酸。饱和脂肪酸有一种特性就是容易产生香味，引起人们的食欲。所以可以说，在饮食中我们吃到觉得特别香的菜肴或是零食糕点大多含有一定量的饱和脂肪酸。

饱和脂肪酸就像是一个蛇蝎美人，外表香艳动人，内里却暗藏杀机。大量的研究报告显示，过量摄取饱和脂肪酸会大大增加罹患各类心血管疾病的机会。所以每日一定要控制饱和脂肪酸的摄取量。成年男性每日最多可摄取 18 克的饱和脂肪酸，成年女性为 15 克。

★层次丰富的不饱和脂肪酸

把不饱和脂肪酸再细分，我们可以分出单元不饱和脂肪酸及多元不饱和脂肪酸。在多元不饱和脂肪酸中又可以细分出两种“必需脂肪酸”，这就是亚麻酸（Omega-3）和亚油酸（Omega-6）。这两种脂肪酸称为必需脂肪酸的原因是，人体无法自行制造，“必需”从饮食中摄取而来。另外，它们也是身体“必需”获取的重要营养素。前面提到，在人体内，非常重要的前列腺素就是由必需脂肪酸制造的。

单元不饱和脂肪酸就是在一条脂肪酸链上，只有一个部位有双键结构。而多元不饱和脂肪酸指的是，在这条脂肪链中有超过一个部位的双键结构。

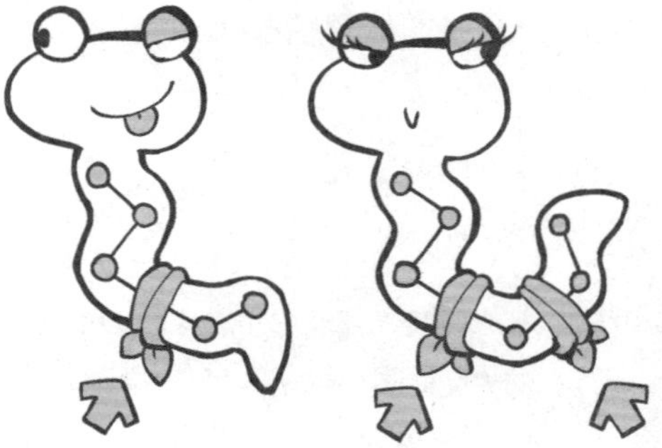

单元不饱和脂肪酸　　多元不饱和脂肪酸

必需脂肪酸——亚麻酸及亚油酸是体内合成各种前列腺素的重要原料。要如何让大脑下达的命令可以顺利地到达相应的器官？器官如何汇报当下的情况给大脑？除了依靠优越的神经系统外，还需要借助于前列腺素。总的来说，前列腺素对于人体有哪些功效呢？

- 心血管和肾脏系统的功能 例如：血管的收缩、舒张和血液的凝结。
- 消化系统的功能 例如：调节胃酸、胃泌素的分泌。
- 体内治疗和修复的功能 例如：调节细胞分裂。
- 免疫系统的功能 例如：过敏反应。
- 发炎反应 例如：控制发热、疼痛等反应。

- 神经系统的功能 例如：影响大脑中神经细胞的连接。
- 生殖系统的功能 例如：引起月经周期。
- 调节体温，使体温可以维持在一定的范围之内，等等。

简单地说，前列腺素是帮助调节身体功能的关键要素。比如，对于心血管功能来说，我们需要两种前列腺素来控制血管的收缩和舒张，分别为 PDG2 和 PGE1。PDG2 负责血管的收缩，PGE1 负责血管的舒张。当体内有过多的 PDG2 就容易造成血管收缩，从而增加血压。由于亚油酸正是制造 PDG2 的主要原料，当我们在饮食中摄取到过多的亚油酸时，就容易积累 PDG2 而造成血压上升。

同样的，亚麻酸是制造 PGE1 的主要原料，能促进血管舒张。当体内亚麻酸和亚油酸平衡时就可以分泌足够的 PGE1 和 PDG2 来有效地控制体内的血压。当然，这只是在体内众多生理反应中的其中一项。从这里可以了解到维持健康均衡的脂肪摄取是非常重要的。

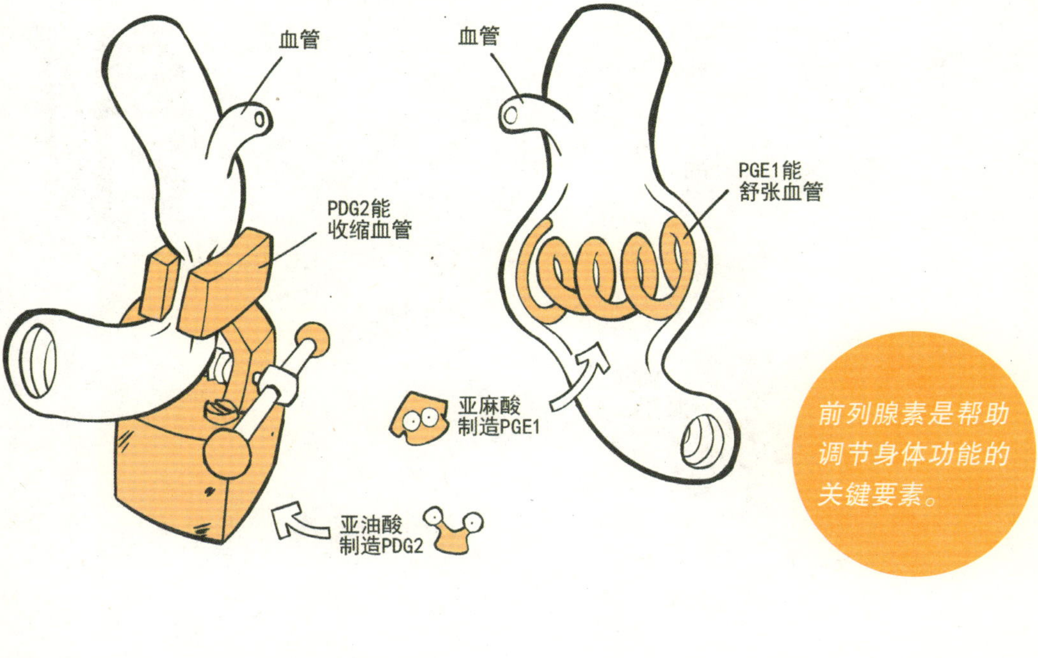

另外， 必需脂肪酸中的亚麻酸对孩童的脑部发育有着至关重要的作用。这是因为， 亚麻酸是体内制作 DHA 的原料。至于亚麻酸的摄取来源就很关键了。许多专家推荐让儿童多吃深海鱼肉，因为生长在寒冷水域的深海鱼与一般动物的生存环境大不相同。深海鱼肉中大多含有较耐低温的亚麻酸，可以使在寒冷环境中的深海鱼不会结冻而得以生存。因此食用这些深海鱼肉可摄取到高含量的亚麻酸与 DHA。同样的，因为气候的不同，在北方的植物因为气候较寒冷，而合成较多的亚麻酸；南方的气候较温暖，所以南方生长的植物内就含有较多的亚油酸。

我们常听到的 EPA 和 DHA 都是属于亚麻酸家族（Omega–3）的一分子。人体内的细胞膜都由亚麻酸或亚油酸构成，同时，体内很多生理反应都受到这两种必需脂肪酸的影响。这也是中国营养协会推荐每周至少吃一次鱼来补充体内需要的必需脂肪酸的原因了。

脂肪大家庭的成员

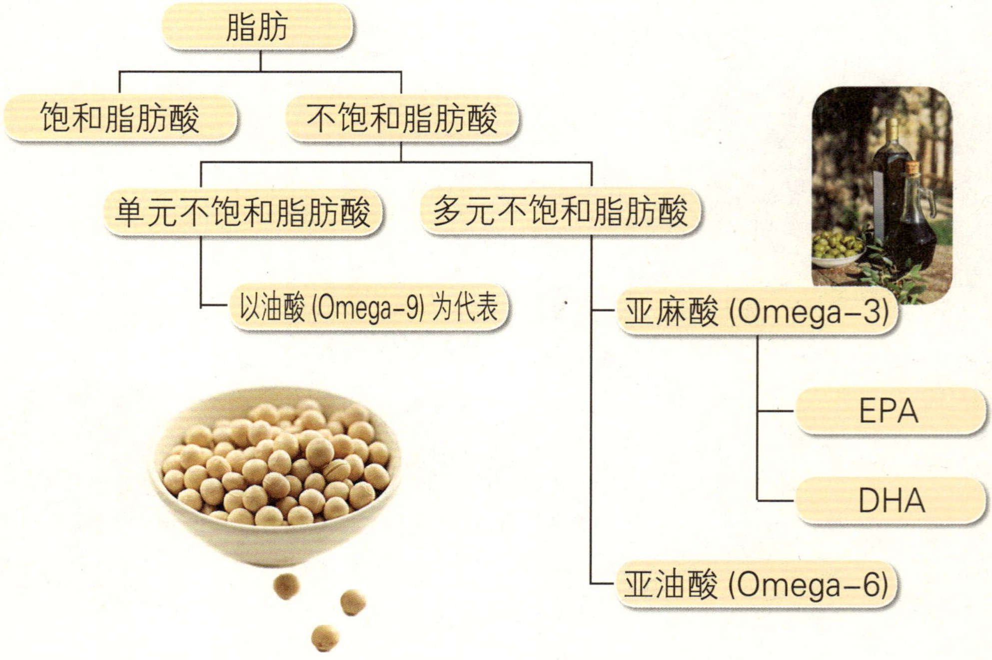

油的小百科

饱和脂肪酸

· 在室温下呈现固态。

· 多存在于动物脂肪中。例如，猪油（含有 40% 的饱和脂肪酸）。

· 植物中同样含有但含量较低。例如：茶油（含有 11% 的饱和脂肪酸）。

· 其化学特性是饱和脂肪酸较耐高温，容易储藏，不易氧化。

· 饱和脂肪酸加热后较容易刺激人体的嗅觉，产生香味。所以用饱和脂肪酸含量较多的油品制作出的食品都很香。

· 以 70 公斤成人为例，每天最多摄取 18 克的饱和脂肪酸。

· 500 克排骨就含有约 26 克饱和脂肪酸。

· 过度摄取饱和脂肪酸容易引发各类心血管疾病。

不饱和脂肪酸

· 在室温下多呈液态。

· 多存在于植物来源中。举例：葡萄籽油（含 91% 的不饱和脂肪酸）。

· 其化学特性是较不耐高温，不易保存，容易氧化。

· 不饱和脂肪酸包括单元不饱和脂肪酸及多元不饱和脂肪酸两大类。

· 以 70 公斤成人为例，每天最多摄取 36 克的不饱和脂肪酸。（18 克单元不饱和脂肪酸 +18 克多元不饱和脂肪酸）。

单元不饱和脂肪酸

· 属于不饱和脂肪酸的一员，在室温下呈液态。

· 在植物原料中含量较高。举例：橄榄油（含有 72% 的单元不饱和脂肪酸）。

· 以油酸（Omega-9）为代表。

多元不饱和脂肪酸

· 属于不饱和脂肪酸的一员，在室温下呈液态。

· 包含亚麻酸（Omega-3）及亚油酸（Omega-6）。

· 植物中的多元不饱和脂肪酸含量较高。举例：大豆油（含有 60% 的多元不饱和脂肪酸）。

必需脂肪酸

- 包括亚麻酸（Omega-3）和亚油酸（Omega-6）。
- 为人体无法自行合成，必须从食物中摄取而来。
- 人体自身可由必需脂肪酸合成多种脂肪酸。
- 是维持人体健康的必需原料。

DHA

- 由亚麻酸转换而来。
- 多存在于深海鱼肉中。
- 属于多元不饱和脂肪酸的一种。

EPA

- 由亚麻酸转换而来。
- 是介于亚麻酸和 DHA 的中间产物。
- 属于多元不饱和脂肪酸的一种。

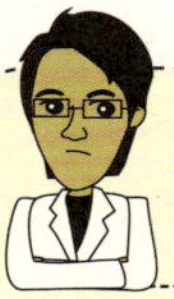

傅老师｜健康提点

深海鱼油中含有 DHA，但由于它是动物性的来源，必然含有胆固醇。同时因为海洋污染的原因，深海鱼多少会有重金属残留物的问题，在挑选深海鱼油时必须要确认是从哪一个海域来的，但这常常是一个很难确认的问题（鱼在海中的游动范围很大，活动区域难掌握）。因此，建议大家多摄取植物性的亚麻酸。

亚麻酸在体内转换成 DHA 的转换率，很大一部分取决于生活习惯及饮食习惯。研究发现，生活不规律、压力大、抽烟、喝酒等都会降低亚麻酸转换成 DHA 的量。饮食中摄取过多的食品添加剂、精制糖分、饱和脂肪酸等也同样会降低转换率。因此，摄取亚麻酸含量高的油品，一定要配合良好的生活习惯，才能达到事半功倍的效果。

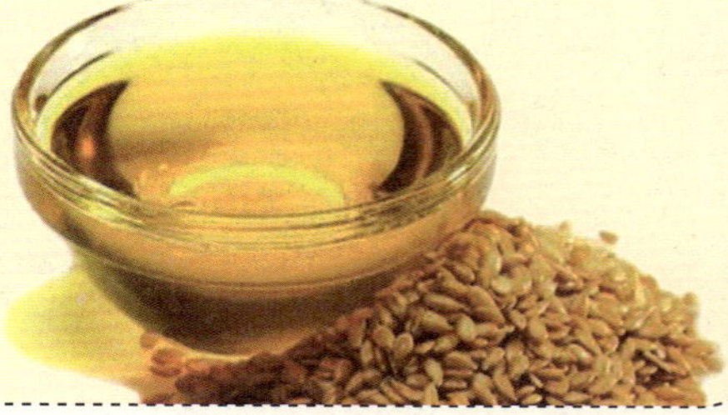

★两个黄金比例——1:1:1和1:4

在饮食中，理想的饱和脂肪酸、单元不饱和脂肪酸及多元不饱和脂肪酸的摄取比例为1:1:1。因为人体对于每种脂肪酸都有一定的需求量，摄取脂肪酸就像摄取其他营养素一样，需要均衡摄取，不可太少，也不可过量。一般来说，如果饮食中有摄取肉类的话，就不需要担心饱和脂肪酸摄取不足，而应多注意单元及多元不饱和脂肪酸的摄取量，才能达到1:1:1的摄取比例。但是如果您是素食主义者的话，就应该注意一下食用油的选择，可以选择一些含有饱和脂肪酸的食用油（如初榨椰子油）来达到1:1:1的比例。

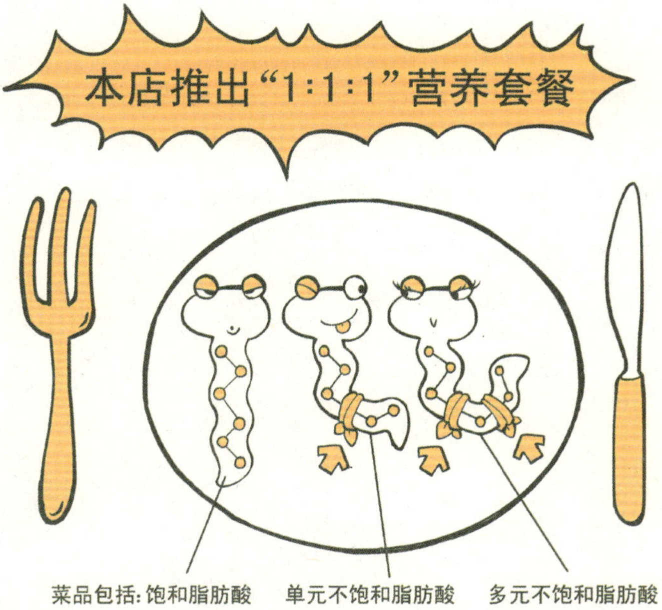

建议摄取饱和脂肪酸、单元不饱和脂肪酸及多元不饱和脂肪酸的比例为1:1:1。

在多元不饱和脂肪酸中，亚麻酸及亚油酸的摄取比例应为1:4。

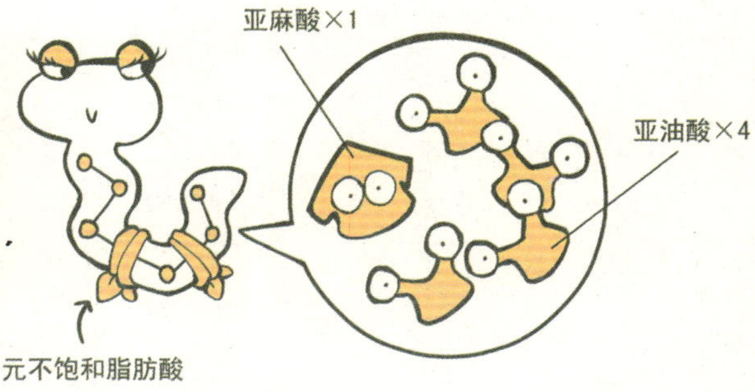

在多元不饱和脂肪酸中，亚麻酸及亚油酸的摄取比例应为 1:4。在这个比例下，体内的脂肪酸可以互相帮助并制衡，发挥出最佳的功效。

但现在过量并单一的植物油摄取环境造成了此黄金比例大大失衡。现代生活中，高温烹调的料理方式，造成市场上多以富含亚油酸（相对耐高温）的炒菜油为主。再者，国人在用油习惯上对于油品的使用量没有严格的控制。经过调查，大多数人的亚麻酸及亚油酸摄取比例大概是 1:25。这代表了体内有超过建议值 6 倍的亚油酸含量。这些过量的亚油酸在体内会大量地转换成 2 系列的前列腺素，比如前文提到的 PDG2，引起体内的发炎反应。长期过量地摄取亚油酸造成体内处于发炎、亢奋状态，这对体内各种生理反应都会造成负面影响。过去，我们因各种心血管疾病的高发而限制了饮食中的饱和脂肪酸。但十几年过去了，大众的健康并没有获得重大改善，慢性疾病还是在不断地困扰着我们。最大的原因之一，可归咎于亚油酸的过量摄取。所以在饮食中一定要有意识地控制亚油酸的摄取量，尤其是对于食用油的选择，要尽量降低亚油酸的摄取，并且增加亚麻酸的摄取量，从而回复到亚麻酸、亚油酸的黄金比例 1:4。至于如何具体地达到这个比例，第三部分中会详细讲到。

2

Part 2

一瓶食用油的诞生

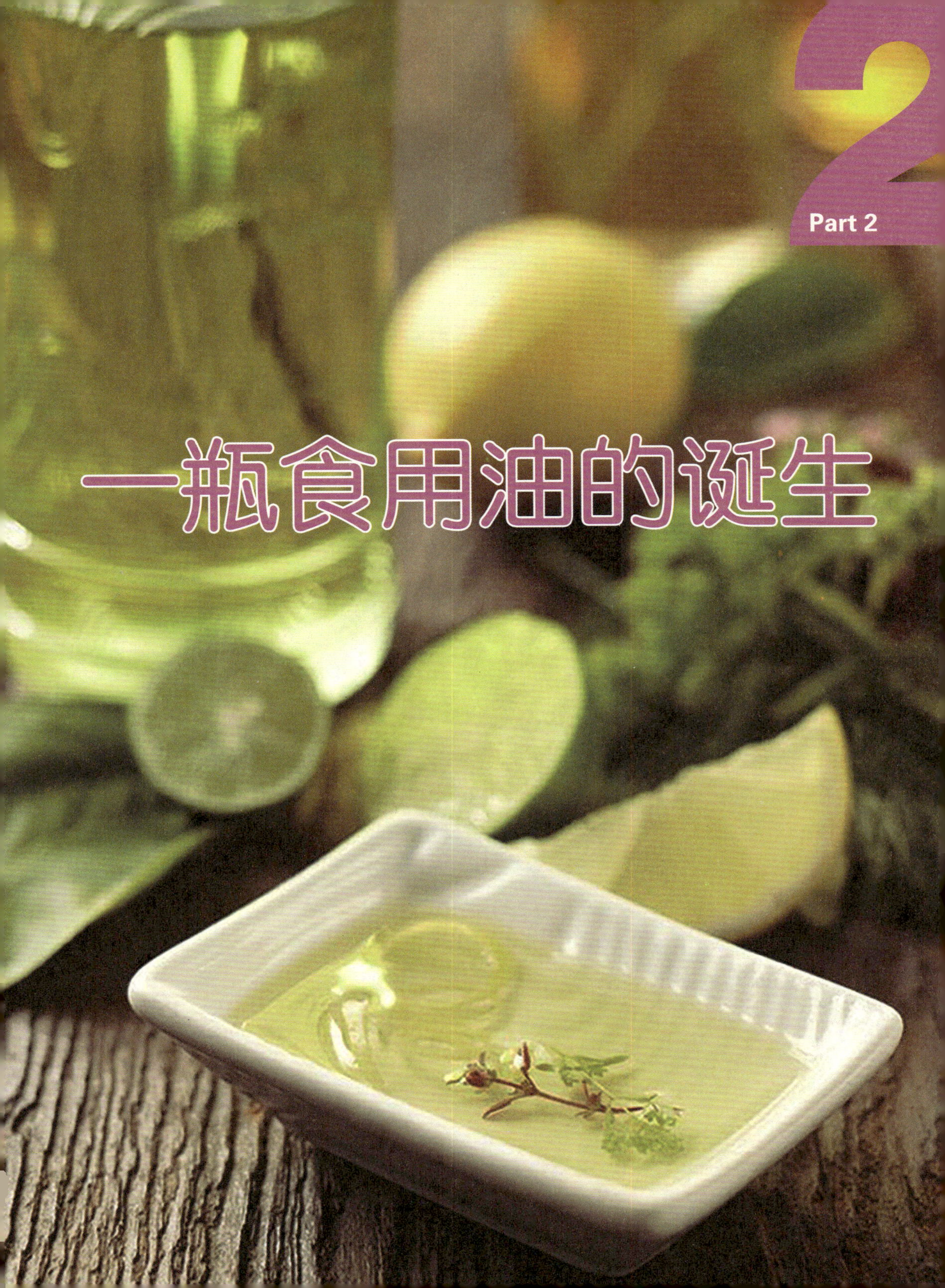

什么是精炼油？

走在大卖场中，我们看到的食用油产品超过 70% 都是所谓的精炼油。家里用的炒菜油，是不是用塑料透明瓶包装的，而且大多都是超过 2 升的包装？这些都是精炼油的标准穿着。花生油、大豆油、葵花籽油等大多都是精炼油。再看看我们常吃的零食：饼干、蛋糕等，在配料表中大多都含有植物油这一项目。这些植物油大多也是使用精炼油来作为原料的。可以说，现今饮食中，我们几乎离不开精炼油。

那到底什么是精炼油呢？简单来说，精炼就是把油中一些原始物质去除掉的过程。食用油加工厂榨油的过程，就好比我们在家里榨果汁一样。以压制柳橙汁的过程做比喻。首先，我们要到超市买柳橙后带回家洗干净、去皮后，用榨汁机把柳橙汁压榨出来。接着，我们会把其中的籽与粗纤维过滤掉，来获取更好口感的果汁。这样新鲜的果汁固然美味，但因为不易保鲜，必须尽快饮用。如果我们想要将这果汁保存更长的一些时间，就必须去除掉果汁中一些容易腐败的成分。而这些去除杂质的步骤在制作食用油的过程，称为“精炼”。

★精炼油是怎么加工出来的？

经过五个基本步骤后，精炼油变得“纯洁”、透明、无味。

我们以大豆油为例。油厂在基地采购大豆，在工厂里筛选、加工、洗净后将大豆放入机器中压榨。压榨出来的油经过滤后，得到所谓的“毛油”。毛油中充满了各种营养素及杂质，其中有些物质容易腐败导致油脂变质。如果将油脂存放过久或经过阳光暴晒后，油脂本身会发出一股臭油味（俗称“哈喇味”）。这种臭油味就意味着油脂变质。如果我们没有将毛油精炼的话，新鲜油脂是很不易保存的，同时在储存过程中也容易产生沉淀物，影响成色。所以，当食用油加工厂希望提高油脂的纯度和确保储藏的稳定性时，就必须将毛油精炼。

精炼的过程大多分为五个步骤，称为“五脱”。基本上就是将新鲜压榨出的毛油经过脱胶、脱酸、脱色、脱臭及脱蜡这五个步骤将毛油纯化。经由这五个步骤纯化后的油，我们便称为“精炼油”。

●**脱胶：**这个步骤最主要是将毛油中的磷脂分离出来。胶溶性物质会影响油脂的稳定性。在脱胶过程中采取物理及化学的方式将胶溶性物质分离开来。最常采用的方法是，在毛油中加入电解质使磷脂聚合沉降，然后使用离心设备将油脂和磷脂分离。

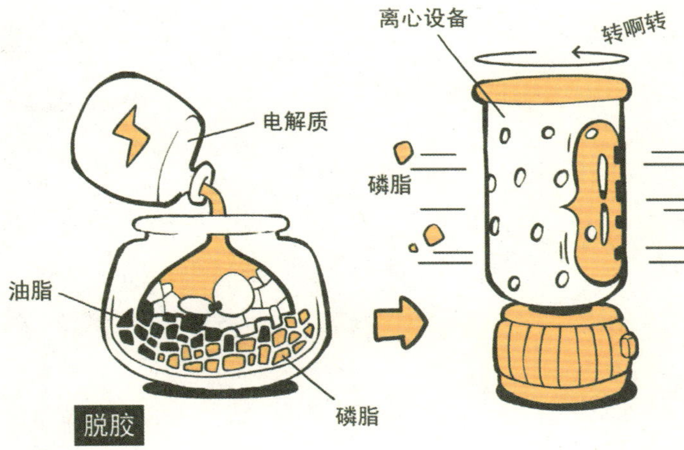

●**脱酸：**这个步骤最主要是将毛油中的游离脂肪酸分离出来。这些游离脂肪酸容易受到环境的影响而被破坏，造成油脂酸败。所以脱酸过程在很大程度上是影响精炼步骤成功与否最关键的步骤。取决于产油原料的不同，可以用碱炼法或水蒸气蒸馏法来去除游离脂肪酸。碱炼法就是在毛油中添加碱中和油脂中的游离脂肪酸，生成皂和水。之后用离心脱皂，干

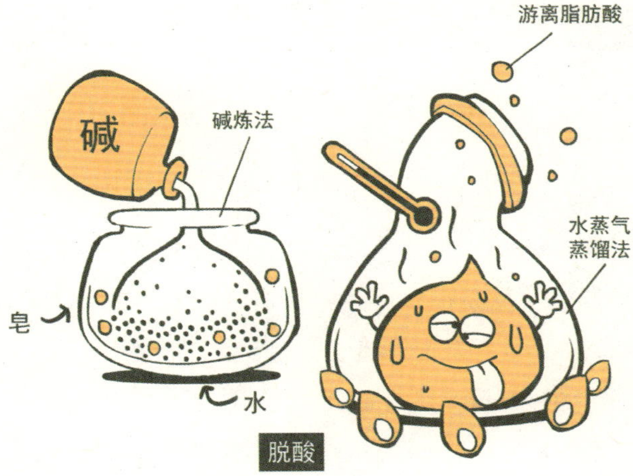

燥脱水。水蒸气蒸馏法就是利用游离脂肪酸的挥发度不同，在高温高真空环境下通过水蒸气来分离游离脂肪酸。

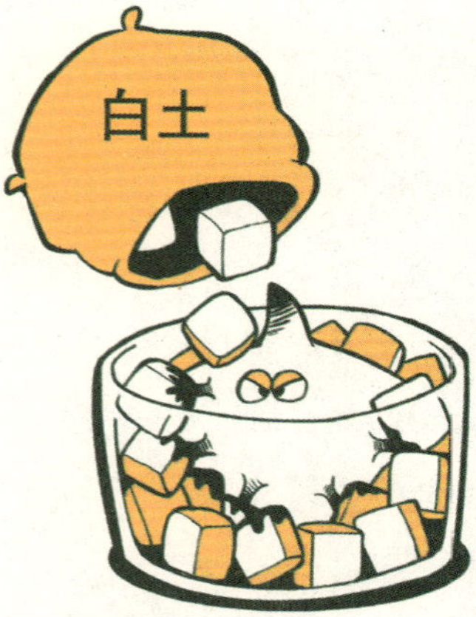

脱色

●**脱色**：主要是将容易影响油脂外观的色素分离出来。如叶绿素、类胡萝卜素等。除脱色外，这个步骤也可以将毛油中的微量金属、残留农药等也一并去除。一般来说是以在毛油中添加活性白土为主要的脱色手段。最后再使用过滤机来将白土分离出。

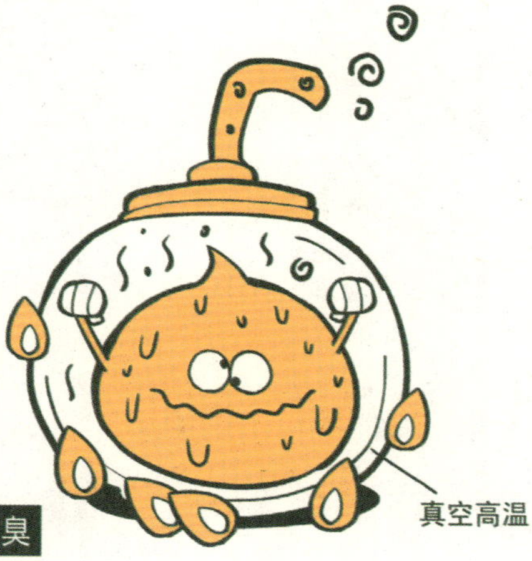

脱臭

●**脱臭**：油脂中的任何气味都可以统称为臭味。经过脱臭的油脂就只剩下脂肪的“油”味了。这也是为什么经过精炼后的花生油、大豆油等闻起来的味道都一样的原因。脱臭除了脱去原料中本身的天然味道，同时也去除掉在其他精炼步骤中所添加其他物质的味道，如白土气味、溶剂味，等等。一般脱臭步骤是采用纯物理方式，经由真空高温的方式将臭味物质去除。

●**脱蜡**：天然油脂中多少都含有一些蜡质物质。这些蜡质物质在低温下容易在油脂中产生沉淀物，影响卖相。而脱蜡这个步骤就是用物理手段将毛油冷却后，使蜡质物质从毛油中冷却析出晶体蜡，后经过离心处理达到蜡油分离的目的。

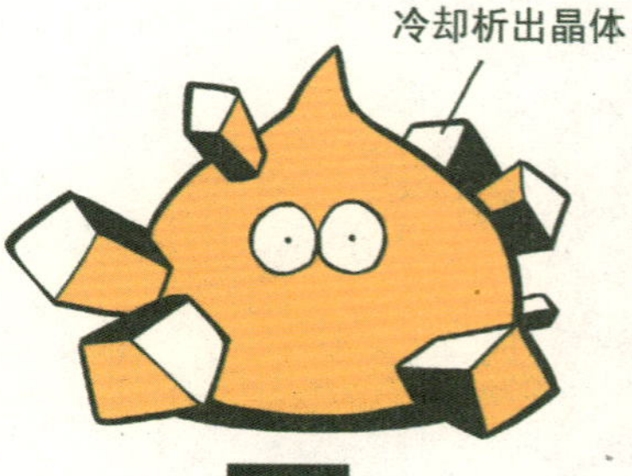

脱蜡

★精炼油有什么好处?

易保存、方便运输、色泽清澈、耐高温,是精炼油走入千家万户的前提。

为什么我们要大费周章来把毛油精炼成纯度较高的油脂呢?其实这些步骤就是为了使油脂产品更适合现代商业模式和市场需求。精炼后的油品具有以下几个优势:

●容易保存。在毛油中含有很多营养物质,因而容易受到环境如光线、氧气等因素的影响而受到破坏。当我们没有办法用隔绝性较好的容器来保存油脂时,油脂就很容易氧化,从而产生油臭味。借由精炼毛油,将油中容易腐败的物质移除后,自然就延长了油的保存期限,同时也降低了对于包装材料的品质要求。这也是为什么我们在家中的厨房所看到的炒菜油大多都是用透明塑料包装。节省产品成本之余,也让消费者以更实惠和方便的条件采购食用油。

●方便运输。精炼油可以用相对简单的包装,这在物流方面是一大优势。从油厂到各大卖场间必须经过无数上货、下货的流程。如果我们都是用玻璃瓶来包装的话,不仅容易破损, 更增加了额外的重量。对于物流成本来说也是一大负担。相对于塑料包装,除方便运输不易破损外,在卖场也较容易上架。这就是为什么超市卖场会比较愿意销售精炼油的原因之一。

●色泽清澈。精炼过的油品颜色都非常清澈。消费者一般都喜欢看到清澈无瑕的产品。经过精炼后不只是把油脂的颜色变清澈了,同时也去除掉各类杂质、避免沉淀的产生。这样一来, 透过透明塑料瓶消费者就可以很直观地看到清澈无瑕的油品。同时也由于精炼过的成品油在颜色和味道方面都可以控制在一定的标准, 不会受到原料差异的影响。这让它受到其他食品加工业的喜好。如之前提到的零食加工厂, 在加工过程中使用各类精炼油脂可以确保油脂各项化学物理指标稳定不变,从而制造出品质恒定的产品。

●耐高温。对于消费者来说,除了降低成本、容易保存的优势外,精炼油还有另一个显著的特点，即符合中国人的烹调习惯。中式料理习惯于高温烹调。煎、煮、炒、炸都少不了油。由于未经精炼的毛油中含有许多物质，冒烟点较低，加热后很容易起油烟。而经过精炼纯化的油品，已经将毛油遇热后容易起油烟的物质都去除了。这样，日常高温烹调下就可以避免过多油烟的产生，改善了烹调环境的质量，同时也可以避免吸入过多油烟影响健康。

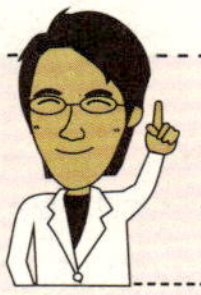

傅老师 | 健康提点

所谓的冒烟点，就是油品加热后开始冒烟的温度。冒烟点较高的油品就是相对较耐高温的食用油。如果我们一般在厨房是以大火烹调、高温煎炸为主要的料理方式的话，就选择冒烟点较高的油品。但如果一般都是中小火烹调，甚至就是拌一些凉菜、沙拉等，就可选用冒烟点较低但口味独特的小品种油。精炼过后的油都会比较耐热。但是因为纯度高，味道就比较单一。初榨油冒烟点越低，油中含的各种营养物质较多，味道越丰富。所以我们可根据料理方式的不同来选择不同的食用油。以下列出常见的一些食用油的冒烟点以供参考：

品名（精炼油）	冒烟点（℃）	建议烹调方式
花生油（精炼）	232	煎炸，中大火炒，水炒
葵花籽油（半精炼）	177	中小火炒，水炒
大豆油（精炼）	232	煎炸，中大火炒，水炒
葡萄籽油（半精炼）	204	中大火炒，水炒
玉米油（精炼）	232	煎炸，中大火炒，水炒

★如何选择精炼油?

学会看标签，是基本要领。

卖相好、易保存、耐高温，这些特性让精炼油大量地充斥在我们的生活中。了解如何去选择最适合家人使用的炒菜油是个非常重要的课题。看冒烟点是一个重要的起点，除此之外，在油品的标签上也有许多资讯可以作为挑选的依据。有了这些知识，在超市选购油品时就不会被促销人员的销售伎俩或赠品所迷惑了。

国家对于油品类的标签有很详细的规定。不论在加工工艺或是产品标示上，各大食用油制造厂都必须严格遵守各项国家规范。作为消费者的我们就更应该读懂这些标签来保障我们的权益。根据国家标准 GB 7718—2004 的规定，在预包装食品中（食用油包括在内）必须要标上食品名称、配料表、净含量、制造者、经销商、产品标准号、质量等级、保存期限、QS 标示（食品安全许可证，由质监局颁发）。同时，国家有明确的规定， 必须在标签上标示是否使用转基因原料。

消费者应该首先注意食用油的标签内容是否齐全、完整。在一些传统或是批发市场销售的食用油中，会发现有些包装油品的标签内容并不明确，或是根本没有标签。对于此类产品， 消费者应该谨慎购买。

当我们在选购食用油时， 有哪些关键词是应该注意的呢?

●纯物理压榨：在标签上可以见到“压榨”二字。一般来说这是指原料形成毛油的萃取过程中没有使用化学溶剂来帮助萃取。纯物理压榨意味着， 在原料压榨成毛油的过程中，单纯使用设备的压力来萃取毛油。运用这种方式压榨出来的油品出油率低，所以一般售价会相对比较高。其好处是制作过程中不使用任何化学溶剂，可以大大减少成品油中化学溶剂残留的机会。通常只要是厂家采用物理压榨的方式都会在标签上注明“纯物理压榨”。所以只要是标签上没有标示出来的，大多都是有使用物理化学并用方式来萃取的。

●浸出：浸出法是指利用一些化学溶剂（一般是己烷）将油压榨提出的方式。使用己烷可以提高原材料的出油率，将原料中大部分的油脂萃取出来。在精炼过程中，高温环境会将之前添入的己烷挥发掉。浸出法的出油率远高于物理压榨的方式，所以一般大型的食用油制造商都会采用此方式来降低成本。消费者在选择用浸出法制造出来的食用油时，应选择可信的品牌或是制造商，避免任何化学溶剂残留的可能性。国家规定，大豆油、花生油、玉米油和葵花籽油的生产企业必须在标签上注明生产工艺为“浸出”或是“压榨”。对于其他油品则没有类似的规定。因此，若在上述几种油品外的油品标签上未看到有“物理压榨”或“非浸出”的标示的话，该油品就有可能是经过“浸出”工艺制作而成的。

●**一级，二级，三级，四级：**国家对于每一种食用油都有相应的标准来做相应的分级。如大豆油的国家标准为 GB 1535，花生油为 GB 1534，菜籽油为 GB 1536，等等。每项标准中对于油品的各项物理化学指标都有详细的要求，如色泽、气味、透明度、酸值、过氧化值、溶剂残留量等都有严格的标准，从而将油品分为一级、二级、三级或四级。其中一级为最高等级，四级为最低等级。一般在市面上销售的大多为一级油品。二级以下的产品基本上在市场上买不到。**值得注意的是，在国家标准中，除了橄榄油外，并没有“特级”的概念。**所以在超市选购油品时，不要被标签上那些“特级”、“特优”等字眼混淆了。那仅仅是市场营销的广告词，不代表加工标准。

过去在市面上看到的还有一种油品叫色拉油。什么是色拉油呢？其实色拉油不是一种油，而是一类油。所以不管是豆油、花生油或是葵花籽油都可以叫做色拉油。其实色拉油就是现在的一级精炼油。过去还有其他等级，如高级烹调油等，现在都归纳到一级到四级的分级标准中了。国家已于 2005 年 2 月正式废止色拉油、高级烹调油等分级方式，改为现行的一级到四级的分级方式。避免了过去分级制度不明确、标签混乱的情况。所以今天的市场上应该看不到色拉油这种分级方式的油品了。

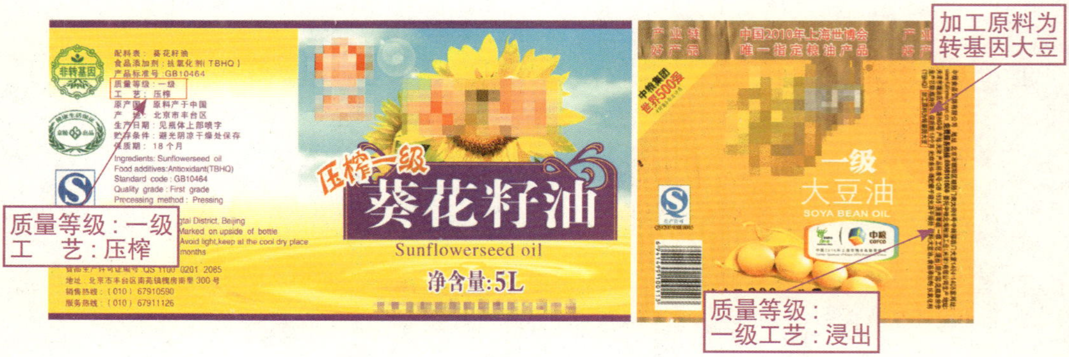

●**转基因：**根据国标 GB 7718 中有明确规定，转基因食品的标示应符合国务院行政管理部门的规定。而在国务院令第 304 号规定：在中华人民共和国境内销售列入农业转基因生物目录的农业转基因生物，应当有明确的表示。所以按法理来说，生产商如在生产原料中使用转基因的原料，应在标签上明确标示。但事实上在市场上这并没有彻底的执行。笔者发现在市场上，反而是没有使用转基因原料的厂商会标示“未使用转基因原料”。所以，若是希望购买非转基因的食用油，在标签上寻找“未使用转基因原料”等标示，是我们唯一可以避免转基因原料的线索了。

●**调和油：**其实调和油是一种不错的概念油，因为饮食多样化对身体是有好处的。也因为调和油的特性，油厂可以使用不一样的原料做出有益健康的脂肪酸比例的调和油。如有的厂家就打出饱和脂肪酸、单元不饱和脂肪酸、多元不饱和脂肪酸比例为 1:1:1 或是 0.27:1:1 的概念。但需要注明的是，现在国家对调和油的调和比例并没有明确的规范。读者应该多看标签的原料一栏。对于原料一栏，国家有明文规定，要以含量由多到少地列出。对于那些原料标示不清楚或者比例模糊的调和油，应该慎重选择。本书的第三部分会教各位读者如何在家中自己动手制作调和油(第 80 页)。

★保存精炼油的要领

远离阳光、空气、火源，油品才不容易坏。

读者千挑万选后将炒菜油带回家，保存也是有一些小技巧的。在过年过节时，各企业单位不免俗地会馈赠员工一两桶炒菜油。常常一个节日过后，家中都充斥着各种炒菜油，有时长达半年还吃不完。这时油品保存就成了一个重要的课题。

●**存放在阴凉处。**相信这是大家都耳熟能详的一个保存技巧。一般来说将桶装油放在柜子中，避免阳光的暴晒，就可以有效地避免油品变质。但这里需要进一步说明的是，有些家庭主妇为了图方便，习惯将桶装油放在灶炉的旁边。即使在灶炉附近没有阳光的暴晒，但是灶炉的高温却给油品保鲜出了一道难题。因为高温不单单会使油脂的保存期限缩短，同时也会使桶装油的塑料包装中的塑化剂渗出到油中。这不仅

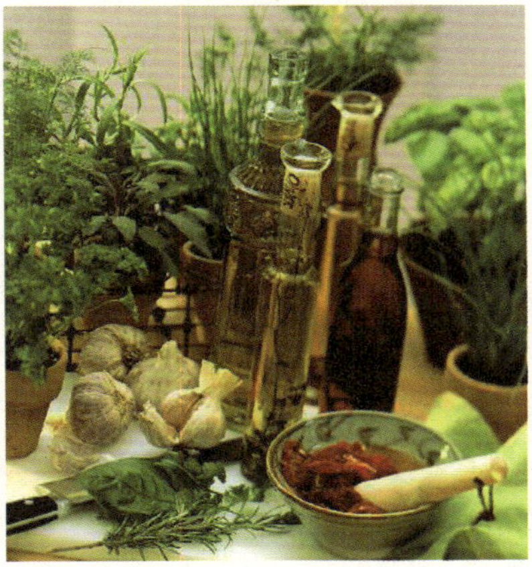

容易吃到变质并有臭油味的油，还有可能同时吃到塑化剂，对于人体的健康是有绝对负面影响的。所以一定要将桶装油放置在阴凉处，并确保远离火源。

●用油壶。用油壶不仅可以告知我们每日油脂的使用量，同时也可以帮助我们保存桶装油。油脂对于空气中的氧气是非常敏感的。在做菜中重复地将桶装油的瓶盖开开关关，氧气会对瓶装油产生一定的氧化作用，破坏脂肪结构，产生臭油味。所以我们可以将大桶油分装到小油壶中。炒菜时就用油壶中的油，减少桶装油内的油脂接触到外界的氧气的机会。

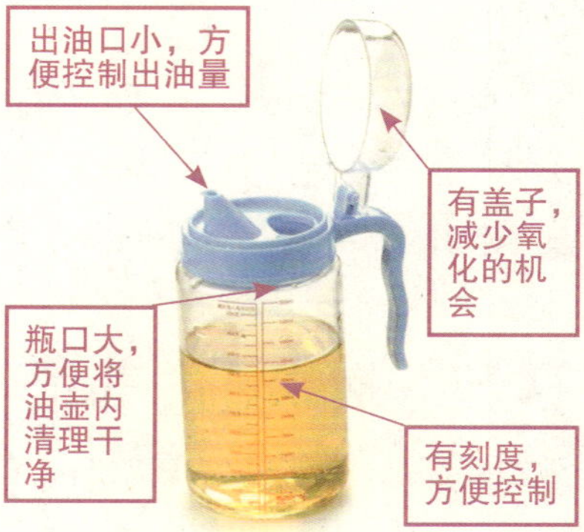

挑选油壶也是有技巧的。多选择陶瓷、玻璃制的油壶，既美观又能防止与油脂发生化学反应。千万不要用一般瓶装水的塑料瓶作为油壶。因为这些塑料瓶大多是一次性的，很软，在和油脂及高温环境下容易释出塑化剂。如果只有塑料油壶可选择，必须选择质地较硬的塑料。所谓质地较硬的塑料，就是指你用手使劲捏它都不会变形的塑料。这类塑料可以更好地隔离环境对于油脂的破坏，同时还可减低塑化剂的产生几率。另外， 不要使用金属制的油壶。因为金属离子，如铁、铜、铝，在油脂的氧化过程中会起到催化的作用， 加速油脂的氧化过程。在选购油壶时还要注意上面是否有刻度，刻度最好还是同时标注出“克”及“毫升”两种单位。这样就可以直观地了解到每日的用油量。再有就是油壶的密封性一定要好，才可以避免油品在壶内氧化。最后就是油壶的开口不能太大，开口大小要让使用者方便控制出油量为宜。

●维生素 E。维生素 E 胶囊可以帮助延长桶装油保存期限，尤其是对于那些已开瓶的桶装油的帮助就更大了。前面提到，油脂对于空气中的氧气是很敏感的。所以一般油厂都会在油品里添加些抗氧化剂，其中维生素 E 就是一种。但是当油品开瓶后，维生素 E 就会随着时间及环境的因素慢慢开始降解。这时我们可以人为添加一些维生素 E。基本上每 2 升的炒菜油加入一粒 500mg 的维生素 E 就足够了。记住， 是把胶囊挤开后将里面的维生素 E 滴入即可。

什么是初榨油？

以上介绍了那么多关于精炼油的知识，您有没有发现似乎围绕在我们生活中的大多数油脂都是精炼油呢？从炒菜用的炒菜油，烙饼用的油，到零食小点中使用的油脂都是精炼油。精炼油给予我们美味方便的食物，但同时也因为在精炼过程中纯化油脂的步骤，将很多天然植物中所含的营养成分给分离出来了。这样导致了精炼油中就单单含有脂肪成分，如果过量吃很容易造成肥胖等慢性疾病问题。本书在第四部分对油脂摄取不均衡和身体健康的关系做了深入的介绍。

要恢复均衡的油脂摄取比例，不单单是要注意摄取精炼油的量，同时也应多样化摄取各类油脂来获取均衡的脂肪酸。想象一下，如果周末和朋友出去玩，出门前打开衣柜发现里面的衣服是千篇一律的风格，该多无趣呀！身体也是，每天都吃到千篇一律的精炼油脂，身体怎么会高兴，会健康呢？所以，多样化地摄取油脂是最有益于健康的用油方式。如何在生活中添加不同的油脂？除了精炼油外还有什么选择？初榨油就是解决这个问题的最好答案！

★初榨油才有的营养元素真不少

比精炼油少了一个步骤，使得初榨油具有更多营养素。

初榨油是什么样的概念呢？其实当您了解到精炼油的制作流程后，要了解什么是初榨油就不是一件难事了。回顾一下精炼油的制作过程，简单来说就是：**原料—压榨—浸出—毛油—精炼—成品油**。而初榨油的制作过程，就是简单地省略浸出与精炼的工序，将毛油压榨出来后，直接过滤装瓶。所以初榨油的流程为：**原料—压榨—毛油—过滤—成品油**。

初榨油因为没有经过精炼的过程，所以保留了大部分植物原料中的营养元素。那么，什么样的营养素是初榨油中有、而精炼油中却没有的呢？

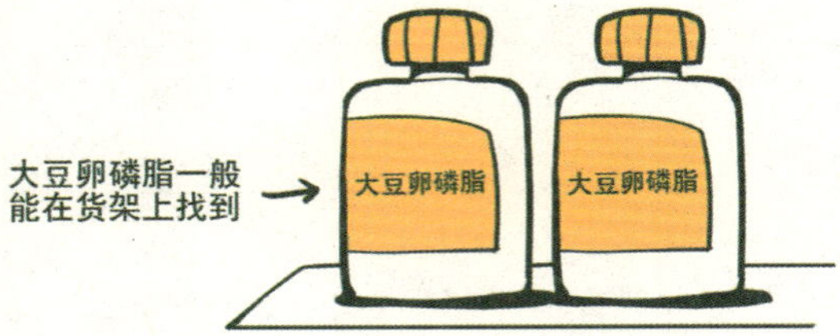

●**卵磷脂：**精炼步骤中的“脱胶”过程，会将油中大部分的卵磷脂分离出来。分离卵磷脂的最主要原因是，卵磷脂中的胶溶性杂质对于油脂的稳定性及未来深加工工艺的效果有负面影响。至于分离出来的卵磷脂到哪里去了呢？读者在商场货架上或是销售保健品的渠道中有没有见过一种保健品叫“大豆卵磷脂”？这些大豆卵磷脂是哪里来的呢？其实大部分都是从植物油精炼过程中分离提炼出来的。没有经过精炼过程的初榨油内就有 1% ~ 3% 的卵磷脂。所以选择初榨油来补充天然卵磷脂也是购买保健品之外的一种选择。

●**维生素 E：**含油量高的植物原料大多也含有丰富的维生素 E 来保护油脂避免氧化。但是这些天然维生素 E 在脱臭过程中，随着高温环境一起被破坏。所以在精炼过程中因为高温的环境造成大量的维生素 E 流失。有的厂家会在最后步骤添加入人工抗氧化剂，例如丁基羟基茴香醚（BHA）或人造维生素 E 来避免油脂氧化。但植物所含的天然维生素 E 在安全性上有更大的保障。所以初榨油中所含的天然维生素 E 就品质上来说是优于人造维生素 E 的。

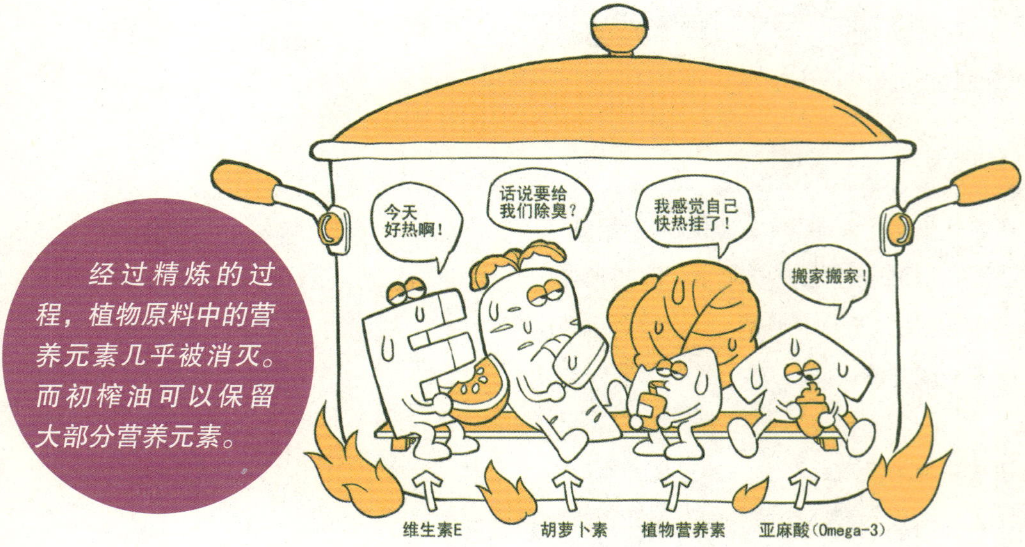

●**植物营养素**：植物营养素是给予植物亮丽颜色的天然植物色素。植物营养素也同时具有强大的抗氧化作用。我们比较耳熟能详的植物营养素为叶绿素、β－胡萝卜素等。但是植物营养素非常娇嫩，对于高温环境同样非常敏感。经过精炼的高温环境后，大部分的植物营养素都被破坏殆尽。这也是为什么不同的初榨油会有各种独特的植物原色，而不像精炼油一样都是清澈透亮的黄色。而初榨油所含的植物营养素正是现代人所缺乏的重要营养素之一。

●**亚麻酸（Omega-3）**：亚麻酸和亚油酸都是必需脂肪酸的成员。但是亚麻酸却非常怕热。基本上只要是温度超过105摄氏度，亚麻酸就会遭到破坏。所以大部分的油厂在挑选榨油原料时都会尽量选择亚麻酸含量少的原料来加工，避免因为精炼过程高温破坏亚麻酸造成成品油品质的下降。也正是因为这个原因，我们在市面上很难找到含有亚麻酸的精炼油（就算是标签上标有亚麻酸含量，但大多都会遭精炼过程的高温破坏而失效），这就造成了全民普遍缺乏亚麻酸的状况。因为初榨油不经过精炼过程，所以油中所含的亚麻酸基本上被完整地保留下来。每种植物种子中所含的亚麻酸含量不同，请见附表来挑选适合自己的初榨油。

每种植物种子中的亚麻酸含量不同

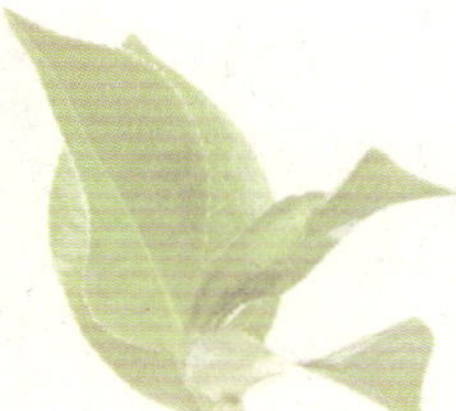

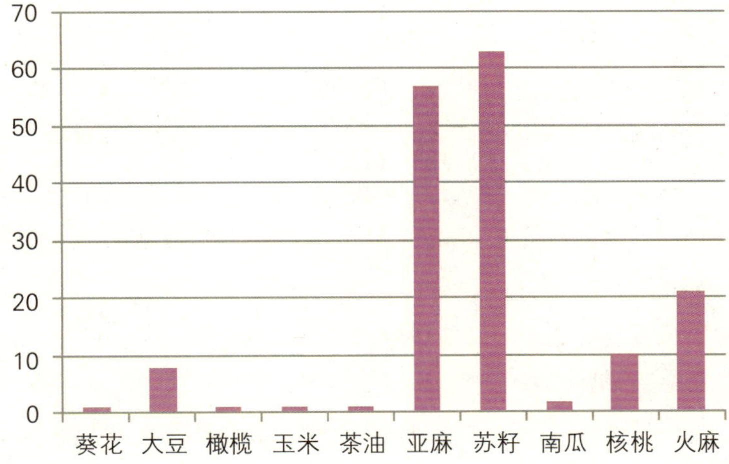

★如何挑选初榨油？

尽可能选择有机认证的初榨油。

初榨油在加工过程中尽量以保持植物营养为前提，所以减少了很多深加工的环节。也因为如此，初榨油原料的品质、原料的保存就显得更为重要了。因为精炼过程其实对于植物油来说就是一种提纯的过程。在这过程中虽然把很多营养素去除掉了，但同时也把很多原料中的重金属残留、农药残留物，或者是因为保存环境不当而产生的黄曲霉毒素等都一并去除掉了。而初榨油没有精炼这一步骤，因而慎选原料显得更为重要。对于消费者来说，当选择初榨油时，应尽可能选择有机认证原料所压榨出来的初榨油。在有机规范的种植标准中， 是不允许使用任何农药化肥的，同时对于土壤中的重金属含量也有一定的规范。也因为有机规范对于原料的“可追溯性”有着严格的要求，所以在原料保存上，厂家也必须做到规范的管理。一般来说使用有机原料压榨出来的油品会在标签上标上有机认证标章供消费者参考选购。本章对有机概念也做了深入的介绍（第 55 页）。除了尽可能选择有机认证的初榨油外，还有什么是挑选初榨油的标准呢？在超市茫茫油品大海中， 如何挑选到货真价实的初榨油呢？以下是一些挑选初榨油的小技巧。

●看包装。一般来说，由于初榨油没有经过精炼的过程，所以保留了很多植物本身所含的营养元素。也因为如此，初榨油相对容易受到保存环境的影响，而减短保存期限。打个比方，新鲜面条和方便面， 保存期限一定是方便面比较久。但是大家也都知道，一定是在市场买的新鲜面条比较营养可口。所以我们可以推断，营养物质含得越多的食物，越不容易保鲜。这也就是为什么所有的初榨油都是小瓶包装的缘故。一般来说，大多为半斤（250 毫升）的包装。开瓶后需要在六周内食用完，避免油脂中的营养物质流失。所以挑选小包装的初榨油是最明智的选择。

●包装物的材质。初榨油最好用深色的玻璃瓶来作为包装材料。前面提到，油脂中的很多营养元素对于光线是很敏感的。深色的玻璃瓶可以有效阻止光线对于油脂的破坏。回想一下这种小瓶装的深色玻璃瓶在超市中是不是有种似曾相似的感觉呢？其实很多国外进口的橄榄油都是用这种材质来包装的。

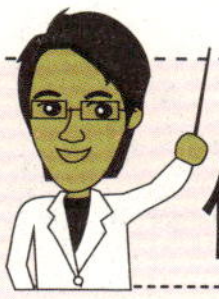

傅老师 | 健康提点

在国际市场上，初榨油的包装可分为两大种类。在欧洲，大多是以深色玻璃瓶来作为初榨油的包装。在文章中有提到，深色玻璃瓶对于光线的隔绝有一定的效果。同时玻璃材质不易与油产生化学作用，能使初榨油质量得以保证。由于欧洲人较为注重采购当地食材的原则，在超市采购过程中大多会优先选择当地生产的产品。因不需要经过长途运输，许多欧洲的油厂选用玻璃瓶来包装。反观北美，大多数初榨油都采用特殊塑料瓶包装。此种塑料质地特殊，不透光的纯黑色塑料瓶可以完全避免光线对于油品的影响。同时，也利于长途与国际贸易运输过程。

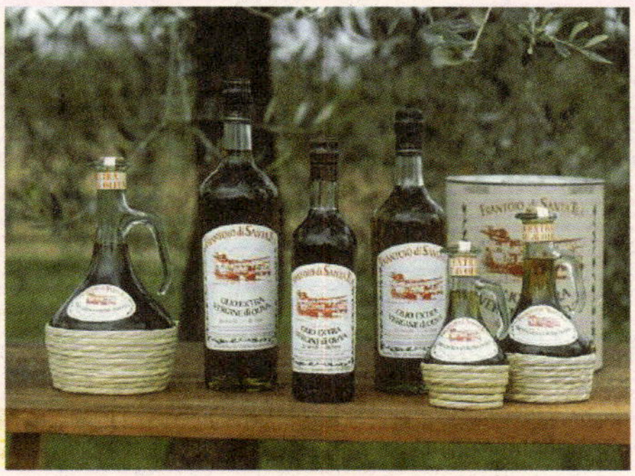

反观国内初榨油的包装，除了少数较为不专业的厂家使用透明瓶或是塑料瓶外，几乎都是采用深色玻璃瓶。主要原因有两个，第一，国内消费者习惯看得见瓶中的油品；第二，国内塑料制品的制作工艺与品质参差不齐，不易保证品质。

可见，初榨油和精炼油在包装标准上就有很大的不同。读者可以参考下表来比对这两类油在内涵和外表上的主要差别。

比较精炼油和初榨油的不同

	精炼油	初榨油
耐热度	高	低
气味	无味	植物原料特有的味道
味道	淡	浓
颜色	淡	深
冷藏反应	清澈	沉淀物
磷脂含量	低	高
包装	透明塑料，大包装	深色玻璃瓶，小包装
其他营养素含量	少	丰富

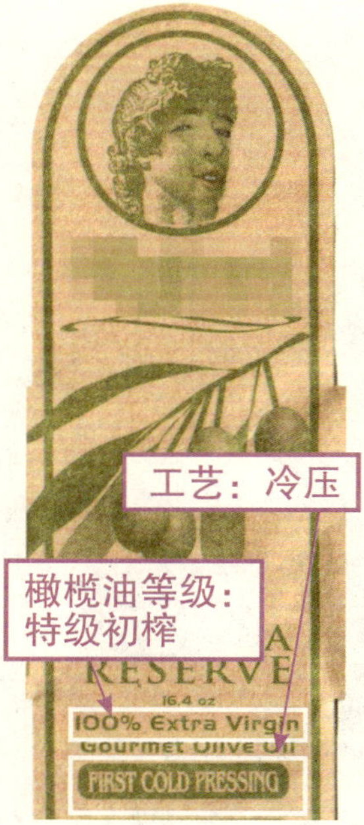

●读标签。一般来说，只要是初榨油都会在标签上标明“初榨油”。但因为国家对于初榨油的标签还没有硬性的规范，所以在标签上面的陈述语词可能会有所不同。若是看到如初榨、非精炼、特级初榨，都可以归类为初榨油。有些对于品质要求更高的厂商甚至会标出“冷压初榨”的概念。初榨的概念解释过了，但“冷压”又是一种什么概念呢？所谓的冷压就是原料加压过程中使用水冷系统冷却，确保在压榨的过程中不会因摩擦导致温度上升过高而破坏原料中的营养元素。这个过程可以有效地保护油脂中的营养元素，但是也因为低温，从而使得在榨油过程中原料出油率降低。所以冷压油保证的油脂营养不被破坏，但却增加了成本。

同样的，因为国家对于冷压这个概念也没有明文的规范，而冷压油因为成本高所以售价较高。这使得现在市面上有一些不肖厂家就打着“冷压”的名号来抬高商品价格。对于消费者来说最简单的鉴别方式，就是将油涂抹在手上后，闻闻它的味道。比如亚麻籽油，真正的冷压亚麻籽油闻起来应该只有淡淡的亚麻味，但若使用热榨法的初榨油，就会闻到相对浓郁的亚麻味。这差别就好像是市场上卖的生芝麻和熟芝麻的差别。生芝麻因为没有加温过，所以闻起来只有淡淡的芝麻味。但是熟芝麻经过高温炒过，闻起来的味道就有非常浓郁的芝麻香。结论就是，冷压油因为没有加热，闻起来的味道必然较为清淡。

●冷藏。精炼的脱胶、脱蜡步骤中，主要是将很多遇冷容易形成沉淀物的物质移除，其中就包括了卵磷脂等物质。所以要鉴别油脂是否经过精炼还有一个很直观的方法就是冷藏。一般来说家中冰箱冷藏的温度大约是 4 摄氏度左右。初榨油在这个温度下很容易就会将天然油脂中所含凝点较高的物质分离出来。储存于冷藏环境中大约一小时后，可以很明显地看到初榨油内会形成雾状物甚至是结晶物沉淀的状态，但是精炼油却不会有任何改变，同样还是清澈透明的状态。

这种方式对于鉴别橄榄油的品质是最直观的。有少部分不肖的橄榄油业者用其他的一些便宜的油来勾兑橄榄油。消费者可以把橄榄油放入冷藏柜中，一小时后观察是否有结晶沉淀物（或絮状物）产生。有沉淀物或絮状物产生的话就可以说明这是货真价实的“特级初榨橄榄油”；如果没有沉淀物的话，或许您购买到的并不是 100% 的特级初榨橄榄油。对于这些沉淀物也不需担心，那些都是天然存在于植物油脂中的营养元素。当把油品放回室温时，很快的它又会“溶回”到油中，回归液态。

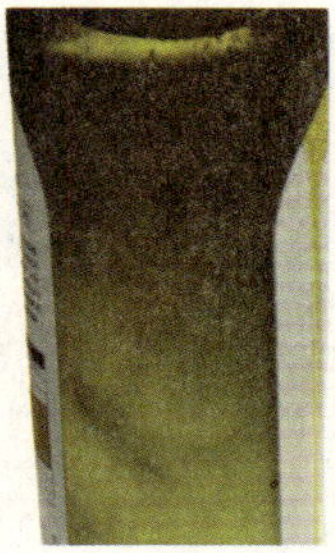

初榨橄榄油冷藏会有絮状物产生，这是鉴别橄榄油是否为初榨的一个直观办法。

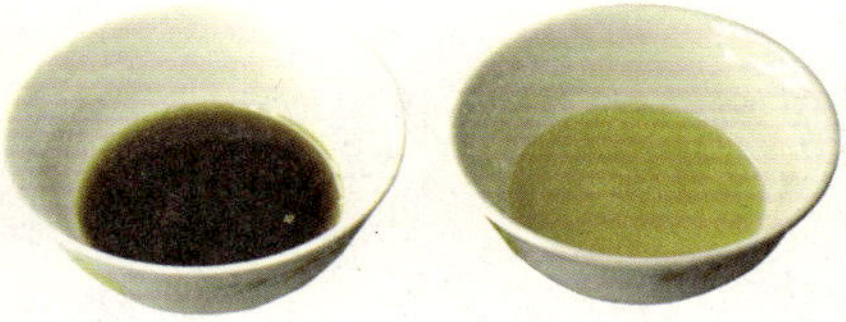

初榨南瓜籽油　　精炼南瓜籽油

●“察颜观色”。初榨油会保留植物种子本身的颜色和味道。但是精炼油经过脱色和脱臭的过程，油脂的成品颜色和味道都统一化了，形成无色无味的标准化产品。初榨油会因为植物种子内所含的油脂成分不同而形成颜色和味道不一的成品油，甚至也会因为采购原料的季节和地点的不同而形成色泽及味道上的些微差异。但是这些差异都是在一定的允许范围内的。所以当闻到初榨的苏籽油或是南瓜籽油时，就会闻到一股苏籽或南瓜的清香。如果是精炼的同类油，唯一可以闻到的是油味儿，而无法用嗅觉来评断哪个是苏籽油或是南瓜籽油。

★初榨油的食用与保存

初榨油不适合高温烹调，适合凉拌。

因为没有经过精炼，一般的初榨油都不适合高温烹调使用。不烹调，那怎么吃呢？我们看一下国外用油的习惯。一般来说西式料理很多时候会用这些初榨油来做沙拉的拌酱或是蘸面包来食用。这样除了可以吃到初榨油本身的油脂香味外，还保留了各类油脂中的营养物质。如果在超市花钱买了一瓶货真价实的特级初榨橄榄油，回家后却把这瓶油拿去在高温下炒菜的话，在料理过程中不但会产生许多油烟，也会破坏当中的营养元素。所以初榨油是不适合用来高温烹调的。

相信您心中会有疑问，我们又不像是外国人那样每天都有吃沙拉或面包的习惯。要怎么在日常饮食中正确地吃初榨油呢？其实我们也有一种料理方式是很适合初榨油的使用的，那就是“凉拌”。国人一般习惯会在一些凉菜中加入芝麻油来调味。其实有很多初榨油是可以作为芝麻油的替代品的。如南瓜籽油和苏籽油，它们都有很香浓的味道。纵观市场上大部分的初榨油都可以耐热到 100 摄氏度左右。因此，我们可以把“凉拌”延伸到“热拌”的概念。通常当我们将菜炒完、汤煮完离开明火后，菜肴的温度一般都会快速下降到 100 摄氏度以下。所以我们可以在上菜前，将初榨油拌到菜中或者加入汤中。这样既可减少炒菜油的用量，又可以摄取到初榨油中的营养。精炼炒菜油与初榨油互相搭配运用，可以轻松地创造出各种美味健康的料理！

除了文中提到的凉拌和热拌菜的食用方式外，还推荐另一种更直接摄取初榨油的方式。读者可以将初榨油直接拌在米饭、粥品或麦片中。这个方法的直接好处是增加口感，同时也避免了珍贵的初榨油随着盘中剩下的菜汁一起被倒掉。有些初榨油本身的味道很重，适合作为调味用，有些味道较淡适合，可作为营养补充剂。关于这些初榨油的不同特性可以参考本书第 134 页。

中国营养协会推荐成年人每天每人应摄取 25 毫升油脂。将此要求套用在现今生活，的确是比较严苛。所以现在国内也有营养专家建议每天摄取的油脂为 25~35 毫升。假设我们以 35 毫升为每天摄取油脂的标准，为了使体内脂肪酸达到平衡， 建议尽可能把握其中有 20 毫升为炒菜油，15 毫升（约一汤勺）为初榨油为最佳比例。

初榨油的保存方法相对严格，所以一般建议是开瓶后就放在冰箱中。储存在冰箱中不仅可以避免温度对油脂产生影响，还可以大大减少光线对于油脂的破坏。但是由于氧化是没法完全避免的，建议在初榨油开瓶后的 6~8 周内将油品食用完，避免吃到氧化变质的油。以成人每天 15 毫升来计算，一瓶 250 毫升的初榨油最好在半个月左右吃完。把握这些简单的原则，就可轻松享受美味健康的初榨油！

如果开瓶时闻到油臭味，一定不要再食用。但有时在瓶口闻到油臭味时，是因为一些沾在瓶口上的油渍氧化所造成的油臭味。最好的方式还是将油瓶中的油倒出后再闻，看是否有油臭味。

★何谓有机食用油?

有机食用油意味着油品的原料是有机的。

在国内初榨油市场中，我们不难发现有许多伪有机食品。到底什么是有机食品呢?有机食用油是什么概念? 消费者有必要付出较多的代价来选购有机食用油吗?

“有机”就是回归到传统的农业模式，以维持土壤环境的可持续性为目标，同时结合现代农业管理模式，形成一个以传统农法为核心，配合现代农业管理体系的农业模式。在有机农法中，放弃了现代常规农业中大量使用的农药、化肥、除草剂等各种人工化学制剂。取而代之的是用天然堆肥、轮作、间作、物理除虫等方式来使农业回归到原生态的模式。

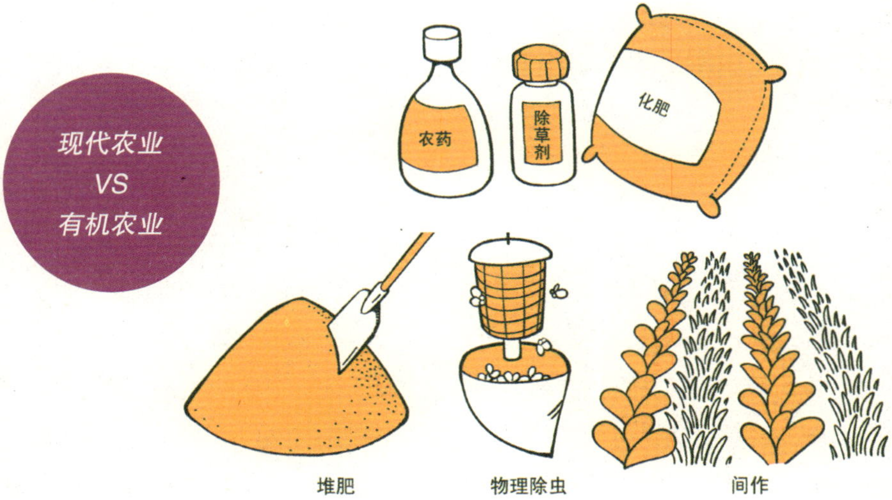

现代常规农业因为使用了大量的农药、化肥等化学制剂，使得现今的农产品中难免会有一些化学残留物。长期食用这些农产品对于人体健康会产生一定的负面影响。同样的，这些化学制剂对于大自然与土壤也产生了很大的破坏。老祖宗过去留给我们的大量肥沃土地因为今天的化学农业而逐渐消失。所以，选择有机食品不仅仅是保障自己的健康，同时也对环境的保护起到了关键的作用。

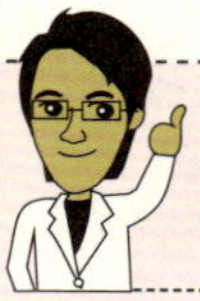

傅老师 | 健康提点

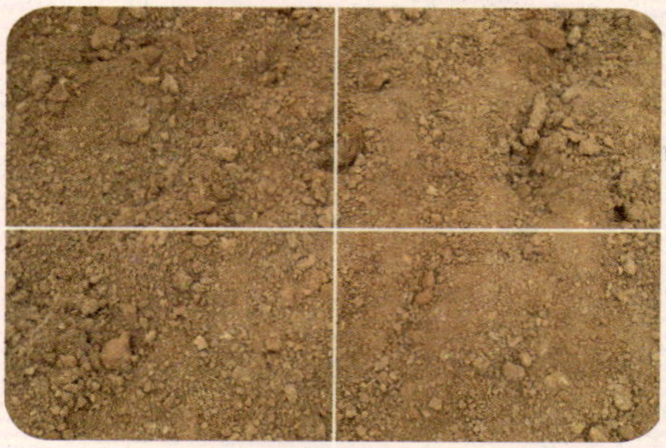

一般来说，如果申请有机认证的地块以前使用过农药或化肥等常规农业方式的话，在申请有机认证时，认证单位会要求基地进行 2 ~ 3 年的“转换期”。转换期的概念就是，在这段期间，土地不准使用任何常规农法的化学制剂，并且需要完全按照有机标准来操作。在转换期期间不发予正式的有机认证。经过一年的观察期，如符合有机操作标准，才发给“转换期证书”，经过 1 ~ 2 年的观察，如完全符合有机标准的要求，再给予正式的有机证书。转换期不单单是给予认证单位更长的时间来观察企业是否可以完全地配合执行有机标准，同时也给予土壤时间来代谢过去残留的农药、化肥、重金属等化学物，从而确保正式有机认证的产品中没有任何化学残留物。

要怎样才能成为有机产品的一分子呢？国家对于有机产品有严格的要求，同时也制定了相关的国家标准。所有在中国国内销售的有机产品必须获得 GB19630—2005 的认证。这就是说，就算进口食品有国外的有机认证，但是如果在中国国内当做有机食品来销售的话，就必须再一次地申请中国的有机认证。有机标准是借由认证机构来执行检查的，有机认证有效期限只有一年，而且每年都需要更新，所以可以说认证机构每年都需要去厂家对于产品使用的原料、原料的生长环境、原料储存环境、成品的加工过程、运输过程等环节进行检查，并在认证单位现场抽查或随机取样带回到实验室分析。经过这一系列的检查后确定没有任何的违规项，才可发予有机食品的认证。

在转换期间所销售的产品是不能称作有机食品的，它必须注明是在转换期间所生产出来的农产品。认证单位对于转换期所销售的产品也给予不同的认证标章。消费者在购买时一定要注意产品为有机认证还是转换期认证。

了解有机的意义后，若是生活中想添加一些有机食品，从选择有机初榨油来入手是最理想的选择。这是源于很多农业用的化学制剂为了延长效果，都有一个特性，那就是“脂溶性”。所谓的脂溶性是指某种物质是溶于油脂中而不溶于水中。我们了解到，初榨油并没有经过精炼处理，因此如果原料中含有农残或是任何化学制剂，将会很容易地进入初榨油中。这也是为什么在选择初榨油时最好选择使用有机原料的产品的原因，这样才能避免农残等问题。

至于要如何辨别产品是真有机还是假有机，其实也是有一些小技巧的。一般来说只要是有机产品就一定要在产品标签上标出有机标章。从这标章上就可以看出一些文章。首先看这标章是有机标章还是转换期标章。这两个标章会用颜色来做区别。

需要注意的一点是，在转换期生产出的产品是不能称为有机食品的。另外，少数生产厂家因疏于管理或是为了节约成本，没有每年受检，滥用已过期的有机认证来蒙骗消费者。当消费者对于购买到的有机食品有疑问时，可以上认证单位的网站来查询生产企业的有机认证相关资料， 或是要求生产企业提供有效的认证资质。国内的认证单位每年都会更新被认证企业的名单。在资料中一般都会有证书的发放日期及有效日期。

有机标章和转换期标章

中国有机产品GAP认证 China GAP certified organic	中国有机转换产品认证 China GAP certified organic transmit	南京国环OFDC有机认证 China OFDC certified organic	中绿华夏有机认证 China organic food certication

以上四个标章是国内有机食品的标签。其中第二个为转换期标签。

油品新花样

★添加 DHA、EPA、ALA

经过多年的市场开发，精炼油厂家也意识到消费者对于功能性油品的需求越来越强。精炼油因为经过提纯、精炼的过程，所含营养素较少。许多食用油厂家在开发新产品时，将一些营养素添加到成品精炼油中。现在市场上比较常见的有，添加 DHA 或 3A（DHA，EPA，ALA）的调和油，或添加植物甾醇的功能性精炼油。添加这些营养素对人体有什么好处呢?

DHA（二十二碳六烯酸）作为保健品来说大家应该很熟悉了。一般来说，DHA 可以从海藻或是深海鱼中提炼出来。顾名思义，深海鱼油主要来自深海鱼类的体内脂肪。研究显示，深海鱼油中所含的关键营养素为 DHA，其余的还有二十碳五烯酸 (EPA) 和 α – 亚麻酸 (ALA)。DHA 就是大家所说的脑黄金，对于孩童脑部及眼睛的发育有明显的帮助。EPA 有抗血栓及扩张血管的特性，对于有心血管问题的人有很大的帮助。ALA 可以平衡体内的内分泌系统。这也是为什么保健品市场中有各类的 DHA 补充剂或是深海鱼油，就是因为其功效符合从小朋友到老年人各个年龄层的需求。

现在要探讨的问题是，将 DHA 或深海鱼油添加到精炼油中，真的可以达到保健的效果吗？我们需要从多方面来看这个问题。

●剂量。想要达到一定的功效，剂量是很重要的。这就好像是如果你想喝甜咖啡，但是只加一小匙糖的话，你是感受不到任何甜度的。所以如果在成品油中只加入少量的 DHA 或是深海鱼油的话，功效确实是有限的。同时，国家对于这些营养添加剂在标签上的使用并没有很明确的规范。基本上，只要厂家有加入 DHA，哪怕是少量的 DHA，就可以在标签上标出有添加此类营养素。所以，作为一个明智的消费者，我们要从成品油的成分表，或是营养成分中来了解 DHA 或是深海鱼油的添加量，不要为那些夸大的宣传手法埋单。

●**耐热度。**任何营养物质，尤其是这些营养添加剂都有它的耐热度。这就是为什么我们可以看到那些 DHA 或是深海鱼油的保健品都要裹在胶囊中，并包装在瓶子中。同时在标签上一定会标注要储存在阴凉处，避免阳光的暴晒。很明显，这告诉我们不管是 DHA 或是深海鱼油对于温度是很敏感的。所以当我们用添加过 DHA 或深海鱼油的精炼油来烹调时，烹调过程的高温对于成品油中的 DHA 或深海鱼油会产生一定的破坏。最后会有多少营养素留在菜肴中，也是值得讨论的问题。所以当我们使用这些添加 DHA 或深海鱼油的成品油时，最好选择低温烹调的料理方式来确保营养物质不被破坏。

●**重金属残留。**这个问题主要针对的是深海鱼油。沿海地区排放大量的工业废水到海中，到最后随着食物链的延展，这些重金属都囤积到深海的大型鱼体内。所以一般来说，高品质的深海鱼油在提炼出来后都会尽可能地移除重金属。作为消费者的我们也要让厂家出具深海鱼油的标准，以备了解。

★植物甾醇的迷思

在市场上还有加入植物甾醇的精炼成品油。植物甾醇是什么？对身体有什么好处？效果如何呢？

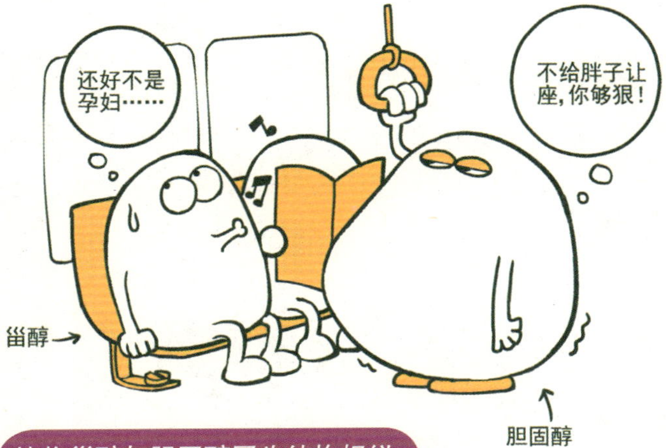

植物甾醇与胆固醇因为结构相似，在肠道内会产生“竞争性吸收”

植物甾醇是一种存在于天然植物当中的物质，举凡如植物油、花椰菜、花生、香菇、柑橘、胡萝卜、菠菜、坚果、番茄、五谷杂粮或是一些绿色蔬菜，均含有微量的植物甾醇成分。简单来说，植物甾醇与胆固醇因为结构相似，在肠道内会产生“竞争性吸收”。

就好像我们坐地铁时只有一定数量的空位，坐满后其他人就没座位坐了。肠道也是一样的概念，如果饮食中有植物甾醇和胆固醇一并存在时，肠道就会因为吸收植物甾醇而减少对胆固醇的吸收，这对于患有冠心病和胆固醇含量高的人有一定的治疗作用。

美国食品与药品管理局（FDA）在2000年时发布公告，建议成人每天摄取1.3克植物甾醇，以维持健康。在日本，植物甾醇也被日本厚生劳动省认定对人体具有保健功效。从这里可以总结，每日摄取2克左右的植物甾醇对于降低胆固醇含量是有帮助的。

那么，在成品油中添加植物甾醇对于降低胆固醇到底有没有效？要达到研究中的有效剂量必须依靠营养补充剂，单单靠食物中的天然植物甾醇是有困难的。况且，植物甾醇在这几年的研究里基本上是安全的，但缺乏长期的研究报告，关于植物甾醇降低胆固醇的详细机理还不被大家所了解，相反的，有研究报告显示，过量摄取植物甾醇会影响维生素C、β－胡萝卜素、维生素E的吸收。所以，建议高胆固醇患者不要完全依靠植物甾醇来降低胆固醇。凡事还是适量为好。

植物奶油：现代饮食新危机

在这部分我们提到不同的油脂，精炼油、初榨油和功能添加油等。想要有健康的生活，就是在这几大类的油脂中互相分配摄取量，以达到油脂摄取的平衡和多样化。但是市面上有一种油脂是我们应该尽量避免摄取的，因为它对于身体来说一点益处都没有。这类油脂叫“植物奶油”。

★植物奶油是完全人造的脂肪酸

改变动物性脂肪为主的饮食习惯，却催生了另一种更可怕的油脂——植物奶油。

植物奶油可以说是完全人造的脂肪酸。在自然界只有少数在反刍动物胃中的细菌会产生这类油脂。在我们生活周遭中大部分的植物奶油都是人造出来的。为什么在食品工业中需要生产出这类植物奶油呢？为什么植物奶油会充斥在我们周遭呢？这就要从植物奶油的历史说起。

植物奶油可以说是在美国“发扬光大”的。传统美国饮食中富含各种动物性脂肪，例如奶油、汉堡肉等等。在 20 世纪 70 年代，美国政府发现心血管疾病成为美国国民的主要死因之一。经过大量的病理学、流行病学等研究发现，当时的结论是，摄取过多动物性脂肪是引起心血管疾病的主要原因。这才使得美国人开始反思要如何改变以动物性脂肪为主的饮食习惯。其中的关键，就是希望能够找到替代性的油脂。我们都知道，多数美国人早餐都是以面包为主食。许多时候，会抹上奶油来增加风味。但是在奶油中大部分的油脂都为动物性脂肪酸，也就是饱和脂肪酸。饱和脂肪酸在室温时是固体，但是遇热后会溶成液体并且发出浓郁的香味。可以想象如果改用植物油作为涂抹在面包上的调味料的话，一是液体不容易涂抹，二是植物油的味道没有动物油香。要如何结合动物性和植物性油脂的优点，就成为科学家努力研究的方向了。

其实植物奶油早在约 200 年前就被法国人发现了。早期法国人将植物奶油这类的油脂统称为“麦淇淋”。当初因为战争的关系，牛油大量减产，法国政府希望提供给前线战士们足够的补给，从而研发出了麦淇淋。但是在 20 世纪初因为麦淇淋会影响美国乳业的发展，所以美国政府一直打压这种产品的推广。直到 20 世纪 70 年代因为发现过量摄取动物性脂肪如奶油会引起心血管疾病，而使得麦淇淋得以重出江湖。早期的麦淇淋是用牛油加上部分植物油，而今天的麦淇淋则是完全使用植物油来作为原料。

麦淇淋现在被称为“氢化奶油”，这是因为，在生产的过程中在每个原子中添加入两个氢原子，使得植物油的结构改变成近似动物油的结构，从而使植物油可以在室温时保持固态、易于涂抹面包使用。然后加入人工香料及色素，使得植物油有奶油的香味和色泽。如此一来，麦淇淋在保持了动物油的特点上又减少了动物性脂肪的摄取。这样的新产品马上就获得美国市场的肯定，麦淇淋于是快速地占领了美国市场。

★健康刽子手——反式脂肪酸

人体无法代谢反式脂肪酸，从而导致各类疾病。

经过了这二三十年的发展，现在除了麦淇淋外，又有许多其他的类似产品开发出来并在市场上流通。我们统称这类人造脂肪为“植物奶油”。因为植物奶油的便利性及低成本的各种优势，已经大量地在食品中被当做原料来使用，例如在薯条、薯片、饼干、油条、爆米花、糕点、面包等零食中都可以看到植物奶油的踪迹。

然而，长期追踪发现，心血管疾病发生率并没有因为使用植物奶油而下降。令所有人诧异的是，研究结果甚至还发现，长期食用植物奶油会增加心血管疾病的发生率，也增加罹患癌症的可能性。这是因为在植物奶油的氢化过程中会产生一种叫“反式脂肪酸”的变种脂肪酸。

油的小百科

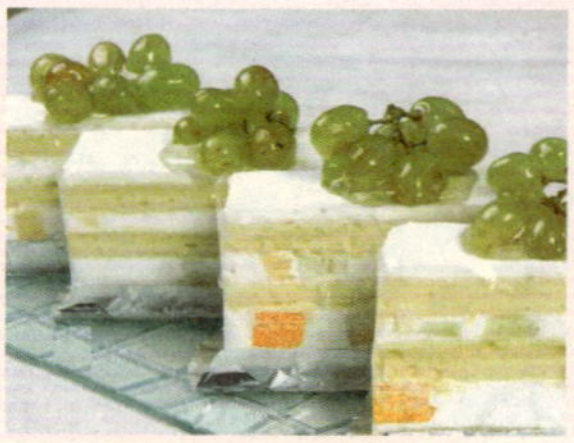

所谓的脂肪酸“顺式”和“反式”结构，是化学中表述结构的一种方式。顺式的原意是 cis- 的意思，而反式是指 trans- 的意思。在自然界中，绝大部分的脂肪酸结构是顺式的。有机化学对于顺势结构的解释是：两个相同的原子或基团在双键的同侧称为顺式。所以我们可以看到，在脂肪酸结构中，如果双键的两边的氢原子是在同一侧的话，我们就称为顺式结构。但是在植物奶油中，因为在氢化过程中人为加入了氢原子到结构中，造成脂肪酸从顺式结构变成反式结构。在有机化学中对于反式脂肪酸的解释为：两个相同的原子或基团在双键的对侧称为反式。也就是因为这种结构的改变，完全改变了植物油的化学和物理特性。这就好像把人体的 DNA 给改变了，而产生了变种人一样的概念。这时的植物奶油已经变成同时拥有动物性脂肪特性以及植物油脂肪酸结构的混种油了。各种新的研究报告都显示，摄取到这类氢化植物油对于人体的健康会产生很大的威胁！

在自然界中绝大部分的脂肪酸为“顺式”脂肪酸。过去几千年来，我们的消化系统只能辨别与消化顺式结构的脂肪酸。这样结构完全不一样的反式脂肪酸，导致身体完全不知道如何代谢此类物质。

现在社会中处处充满了植物奶油。当我们摄取到大量这种变种脂肪酸植物奶油时，我们的身体会因无法正常代谢掉它们而产生一系列错误的生化反应。对于我们身体的影响可以总结以下几大方面：

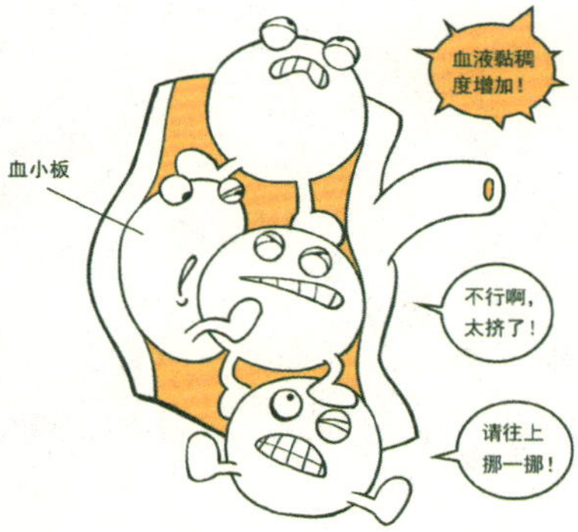

●**增加血栓发生的机会**。植物奶油会增加我们血液的黏稠度。这会增加心脏的压力，容易形成高血压。再有因为血液黏稠度的增加，脑中的血液循环效率自然下降，让人容易感到疲倦。血液黏稠度增加，血压增大，都是造成血栓形成的危险因素。

●**动脉硬化**。植物奶油会增加血小板和坏胆固醇在血管边缘的沉积量。正常血管周围应该是光滑的，但当血小板和坏胆固醇在血管边缘沉积时，就会造成血管硬化，从而大大增加中风的机会。

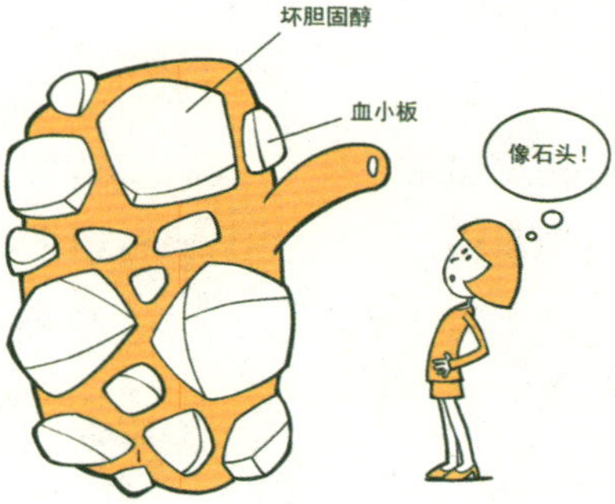

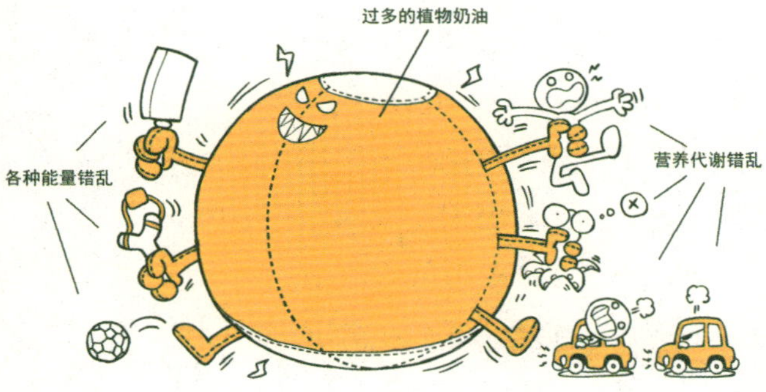

●**Ⅱ型糖尿病**。摄取植物奶油会使得我们的内分泌系统紊乱，体内各种能量及营养代谢都会因为植物奶油而错乱。这使得葡萄糖的代谢系统也一并受到影响，从而大大增加了患Ⅱ型糖尿病的几率。

●影响生长发育。植物奶油大多是含在一些高热量、低营养素的加工食品中。除了植物奶油本身对于成长发育有很大的影响外，其他同样在这类加工食品中的高糖、高脂肪、高食品添加剂都会对孩童的发育产生巨大的负面影响。

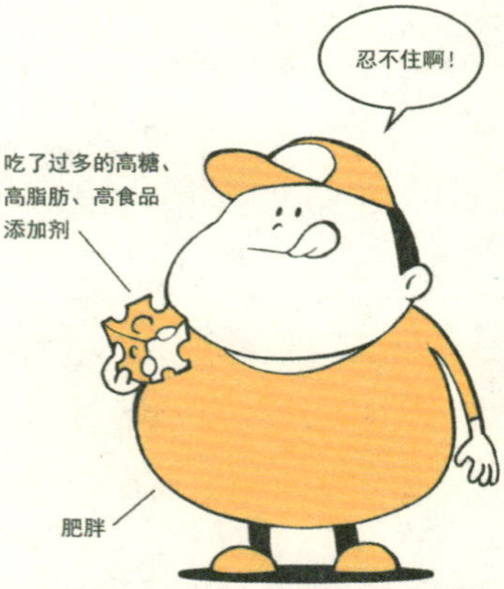

★如何辨识植物奶油?

仔细阅读标签！特别注意“氢化”二字。

在这里必须要明确一件事情。植物奶油不是“一种”食品名，而是“一类”食品。所以在植物奶油这类食品中可以有很多成员。这些成员在食品标签中的“成分”一栏中大多都会被标注出来。这里列举出一些“关键词”，当您看到这些关键词时脑中就应该立即响起警钟——发现植物奶油啦！

当您见到“氢化”二字就要注意了，如氢化植物油、氢化棕榈油、氢化脂肪、部分氢化植物油，其他如人造奶油、植物酥油、酥油、人造酥油、起酥油、植物乳化油、反式脂肪酸、乳玛琳、玛琪琳、麦淇淋等，这些都是植物奶油的成员。所以在成分表中看到前述的任何一个关键词都可以和人造奶油画上等号。

★国内外对反式脂肪酸的规范

标签上标明“不含”或是“无”反式脂肪酸时，并不代表该食品中不含反式脂肪酸。

在包装食品中，除了成分外，我们还可以从营养成分表中看该食品是否含有植物奶油。在营养成分表中，植物奶油用它的学名——反式脂肪酸来表示。植物奶油因为对于健康有巨大的负面影响，所以国外早已对此种脂肪酸出台了相应的管理政策。2003年6月1日起丹麦政府规定：任何含反式脂肪酸超过2%的油脂都被禁止。同年12月，丹麦政府更把此规定延伸到其他加工食品中。美国食品与药品管理局（FDA）

公布的规章指出：自 2006 年 1 月 1 日起，食品营养标签中必须标注产品的饱和脂肪酸含量及反式脂肪酸的含量；加拿大、巴西要求反式脂肪酸含量超过 0.5 克的食品必须在标签中标明反式脂肪酸的含量。在亚洲，日本、韩国、新加坡、中国台湾和香港等地区都对反式脂肪酸标签标示做出了一定的规范。我国卫生部于 2007 年 12 月发布了《食品营养标签管理规范》，其中规定：**反式脂肪酸含量可以标示在“脂肪”一栏中；当反式脂肪酸含量≤ 0.3g/100g 食品时，可标示为“0”或声称“无”或“不含”反式脂肪酸。**

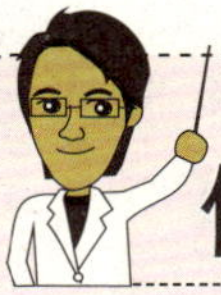

傅老师 | 健康提点

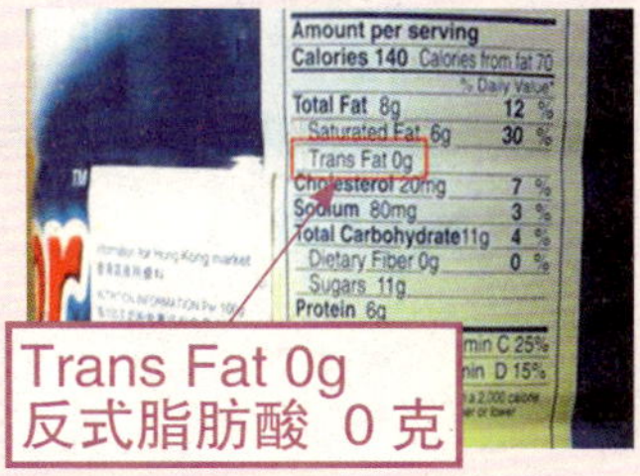

当您在食品包装上看到“不含”或是“无”反式脂肪酸时，是不是代表这包装中一点反式脂肪酸都不含呢？其实不然。国家规定：当反式脂肪酸含量≤0.3g/100g 食品时，可标示为“0”或声称“无”或“不含”反式脂肪酸。如果这个包装中每 100 克中含有 0.2 克的反式脂肪酸的话，在标签上还是可以标示不含反式脂肪酸的。所以当您吃一包 500 克的包装食品，以每 100 克 0.2 克的反式脂肪酸来计算，您就会摄取到 1 克的反式脂肪酸。世界卫生组织（WHO）建议成人每天最多摄取 2.2 克的反式脂肪酸。这样您就已经摄取到将近 50% 的每日最大反式脂肪酸摄取量了。这种“披着羊皮的狼”是最可怕的。所以最靠谱的办法还是阅读食品成分表。

在包装食品中因为有明确的规范，所以可以从食品标签上来判断是否含有反式脂肪酸。但如果到了市场中购买那些没有定型包装的食品时，要如何避免购买到含有反式脂肪酸的食品呢？这就需要一些技巧和决心了。一般来说，植物奶油类用在糕点、点心、零食范围比较多。可以说现在市面上大部分这类产品都或多或少含有一些植物奶油。其中在各类奶球、珍珠奶茶店中用的奶精粉中含量较高；一个甜甜圈或是汉堡包可以含有 2 克的反式脂肪酸。今天植物奶油大量充斥在包装食品和美式饮食中。

因此，减少反式脂肪酸的摄取，最简单的方式就是减少各类美式快餐的摄取，同时减少各类用粉状奶精调味的饮料。

现代生活中，的确很难避免摄取到植物奶油。国家对于植物奶油的危险性也是刚刚开始重视。我们现在能做的除了尽量避免摄取到植物奶油外，就是多摄取一些含有高纤维的蔬菜、水果来降低植物奶油对身体的危害。蔬菜水果中除了纤维素可以帮助肠胃蠕动排出各类废物外，内含的各类抗氧化剂对于身体的健康也有很大的帮助。

主要加工食品的反式脂肪酸含量

品名（每 100 克）	反式脂肪酸含量（g）
人造黄油	16
奶油爆玉米花	7.5
松饼	3.55
沙拉酱	3.4
牛油饼干	3.18
鸡蛋饼	1.06

3

Part 3

吃对了油脂 健康非难事

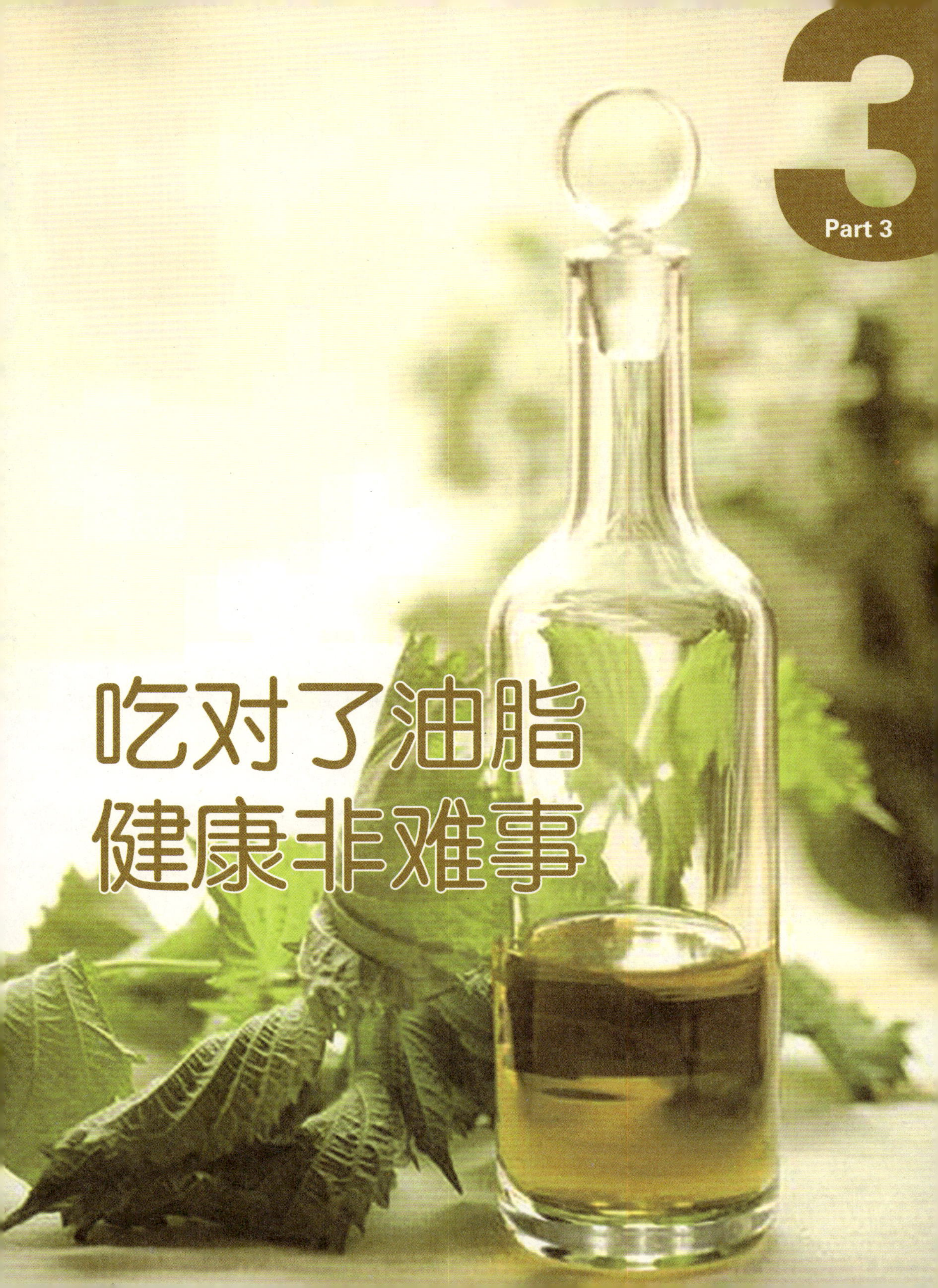

油怎么吃才对?

分析现在的饮食结构，全民油脂的使用量已大大超标。油脂的吸收程度也因为不当的料理方式而大大下降。脂肪酸的摄取不平衡也是造成今天慢性疾病泛滥的主要原因之一，尤其是亚油酸和亚麻酸的严重失衡。要改变这现况，必须从根本做起。首先要以降低油脂摄取量为首要目标,并且选择正确的烹调方式。再有就是注意油脂种类的挑选。

★控制油脂摄取量

我国对各大城市人均食用油的食用量统计发现，在大多一线城市，每人每天平均摄取 80 克油脂，是世界卫生组织（WHO）推荐 25 克的油脂标准的 3 倍以上。长期过量摄取油脂容易导致发胖及各种慢性疾病。因此，我们对于油脂的摄取量必须要有一定的警觉心。

使用油壶就是一个减少使用炒菜用油的方式。**如果家里有四口人，每天就应使用少于 100 克的油脂。**

★选择合理的烹煮方式

再有就是吃的方法。如果把初榨油拿来当炒菜油使用，其实对于身体的健康没有帮助反而有害处。初榨油因为含有许多营养物质，很容易遭到高温的破坏。如果长期摄入这些被氧化破坏的营养物质对身体健康是有影响的。所以用初榨油的环境一定要控制在 100 摄氏度以下。建议用拌、煮、蒸等方式来配合初榨油的使用。因为这些料理方式的过程中都含有大量的水分，可以控制烹调温度不超过 100 摄氏度，保护初榨油的营养素不被破坏。

很多人有一种想法：油放少了，菜炒出来不香，于是不由自主地多放了一些炒菜油。

其实市面上有很多品质优良的无烟锅具，这些锅具运用优质钢材起到均匀的导热作用，即使使用少量的油也能达到不粘锅的效果，也因快速、均匀的导热而缩短料理时间，从而节省了燃气。当然这些无烟锅具往往比一般锅具贵许多，但它们的使用寿命通常是在10年以上。所谓工欲善其事，必先利其器！为家人和自己的健康投资一套优质锅具其实是一个经济实惠的选择。

还有一种方法可以有效地减少炒菜油的使用量，这就是“水炒菜”。水炒菜是什么概念呢？传统上都是在炒菜前加食用油。水炒菜的概念则是在炒菜前加水，水热后再加入少许的油来炒菜。有读者会问，油碰到水不会飞溅起来吗？如果我们是在热油中加入水，水是会飞溅起来的。但是在水炒菜中，我们是将少量的油加入相对较多的水中，这样油是不会飞溅的。用这种方式炒完的菜除了保留着炒菜油的光泽外，还因为锅中的水可以控制料理温度不超过100摄氏度，而达到保留菜肴营养价值的效果。

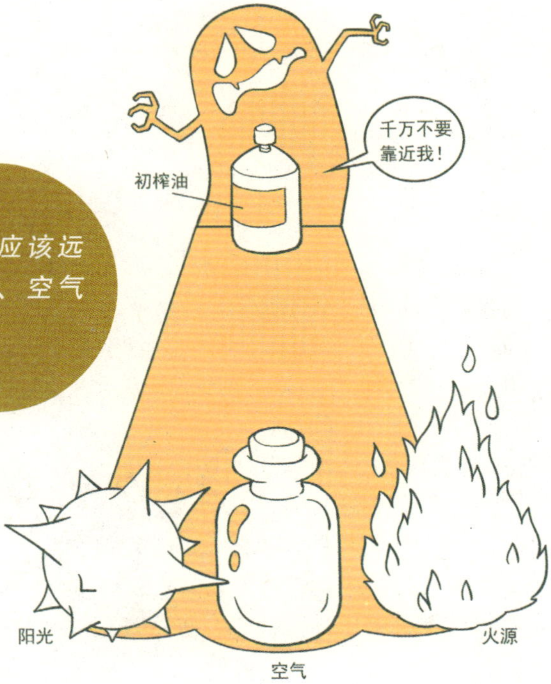

初榨油应该远离阳光、空气和火源

前面提到“冒烟点”这个概念。回想一下在家中炒菜时，要如何判断锅中的炒菜油已经烧热，可以开始放入食材了呢？很多读者都会回答只要把油烧热到冒烟就是油热了。其实这是一个错误的概念。当油开始冒烟，就代表炒菜油中的脂肪已经开始改变其形态，从液态转变成气态。这个“变态”的过程，其实就是油脂结构被破坏的过程。那么，应该在什么时间点将食材放入锅中呢？读者可以观察一下，油从开始加热到冒烟的过程中，有一段时间可以观察到油中会产生一波波的油纹。尤其是轻轻地动一下锅具时，这些油纹就会很明显。这个时候就是加入食材的最好时机。这样不仅可以避免高温对于炒菜油的破坏，更可以减少油烟的产生，是一举数得的好方法。

★选择多样化的优质油品

油种的选择也是很重要的。常常有人问，炒菜换成橄榄油是不是比较健康？其实这问题还真不好回答。如果在烹调中换成橄榄油，但是每天还是吃过量的油脂，并且料理过程还是以高温烹调为主，这可以说是换汤不换药。换成吃过量的变质橄榄油，对健康还是没好处的。应该是先控制食用的量，选择正确的料理方式后，再采购正

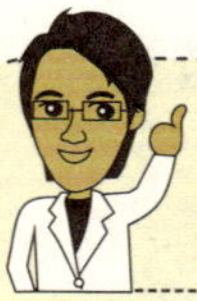

傅老师 | 健康提点

市面上的初榨油在口味上可分为两种。一种是味道较淡的，如亚麻籽油、月见草油、核桃油。依照经验，这些油本身的味道不重，加到菜中不会抢掉菜的原味。以一天摄取15毫升来说，分到三餐也就是每餐3~4毫升。每餐加入这个分量的初榨油，菜品依然可以维持原来的风味。另一种初榨油是可以作为调味料来使用的。这类初榨油就好像我们日常生活中常用的芝麻油一样，可以用来增加菜肴的风味。这类初榨油有苏籽油、南瓜籽油、芝麻油、橄榄油等。用这些初榨油时要注意，不要和菜肴本身的味道相冲突。在这里分享一个吃初榨油的方法：将1:1的亚麻籽油和南瓜籽油调在一起。吃饭时将调完的油加入到米饭中。这时米饭中会有一股淡淡的南瓜香味及坚果仁的味道。对于增加食欲很有帮助喔！

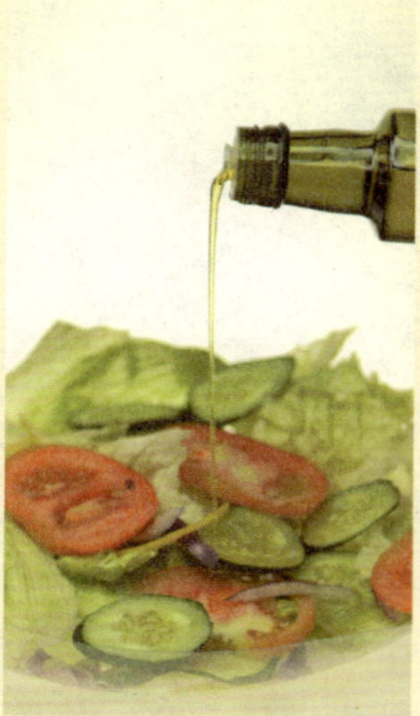

确的油品。这样对健康的作用就是如虎添翼了！

读者可以参考第五部分，了解每种植物油中的脂肪酸含量。对于炒菜油来说，以挑选精炼油为主。因为精炼油比较耐高温，不容易起油烟。由于现代饮食中亚油酸摄取量往往大大超标，也可尽量选择一些亚油酸含量较低的油脂作为烹调用油。在选择原则上，除了选择亚油酸较低的油脂外，另外一条就是多样化地摄取油脂。每一种油品用完后换另一种，交替使用。这样可以获得最全面的营养。

我们都知道，要给予足够的汽油，汽车才能奔驰。除此之外，机油对于汽车的性能也起到关键性的作用。机油是用来润滑汽车的心脏，维持发动机正常工作不可缺乏的元素。如果您买了台新车，第一个二三万公里不换机油，对于车子的运行似乎没有很大的问题。再开个几万公里还是不换机油，你会发现油门越来越没力。最后的结果可想而知。

你会惊觉， 这个例子怎么和我们身体脂肪摄取的情况如此相似。汽车用的汽油就如同日常生活中用的炒菜油，而初榨油就好似发动机的机油。炒菜油提供给我们热量，让我们能跑能跳，却无法替代初榨油。现代饮食中无节制大量摄取炒菜油，但却鲜少有人在日常生活中添加初榨油。长期缺乏初榨油，就好像不给车子发动机换机油一样，长久下来身体健康容易出问题。在年轻的时候因为体质好，扛得住，身体还不会有什么大毛病。但是时间一久，年纪大后，日积月累下来种种的问题就一起爆发出来。

所以适当地在饮食中添加初榨油就成了很重要的观念。日常生活中应该合理科学地分配每日的用油量。以每日摄取 35 毫升的油脂为标准，其中 20 毫升应该分配给炒菜油，而另外 15 毫升应分配给初榨油。

总之，首先了解每日的油脂摄取量，再选择正确的料理方式，配合合理的油种选择。相信你就是个健康用油的高手了！

★防止体内油脂氧化的好帮手

在补充初榨油初期，往往会优先选择亚麻酸含量高的油品来作为主要的脂肪酸摄取来源。亚麻酸这类的脂肪酸很容易氧化。这就是为什么亚麻酸含量高的油脂需要用深色玻璃瓶来保存。同时开瓶后最好在六周内使用完，避免氧化。同样的，亚麻酸摄入到体内后，身体也需要保护它们，避免亚麻酸在体内氧化。所以当我们增加亚麻酸摄取量的同时，也需要增加以下营养素的摄取量。

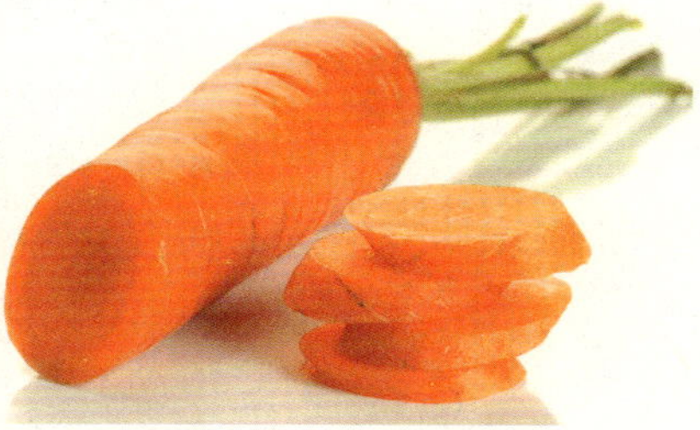

● β－胡萝卜素。β－胡萝卜素在体内可以转换成维生素 A。维生素 A 是抗氧化剂的一种，可以保护体内的必需脂肪酸，如亚麻酸。有读者会问，那为什么不直接补充维生素 A，而是补充 β－胡萝卜素呢？原因是维生素 A 是脂溶性维生素的一种，如果借由保健品的方式来补充的话，很容易补充过量而发生中毒的危险。但是选择补充 β－胡萝卜素却不用担心这个问题，因为身体会自我调节生成维生素 A 的转换率，从而避免过量。在深色的蔬菜和水果中含有大量的 β－胡萝卜素，如胡萝卜、橘子等。注意要尽量选用天然的食材来补充 β－胡萝卜素。如果选用保健品的方式来补充 β－胡萝卜素的话，注意每天不要超过 20000IU β－胡萝卜素的摄取量。如果发生头痛、眩晕、反胃、关节疼，或是腹泻等问题，就代表有可能是补充过量发生中毒的前兆。需减少使用量直到症状消失为止。

●维生素 B 群。维生素 B 群可以帮助体内的亚麻酸发挥最大的作用。维生素 B 群包括维生素 B_1、B_2、B_6 和 B_{12} 等等，属于水溶性维生素。借由天然的方式来补充维生素 B 群的话，是不需要担心过量中毒的危险的。坚果、糙米、小麦胚芽、蛋或鱼肉中都含有丰富的维生素 B 群。

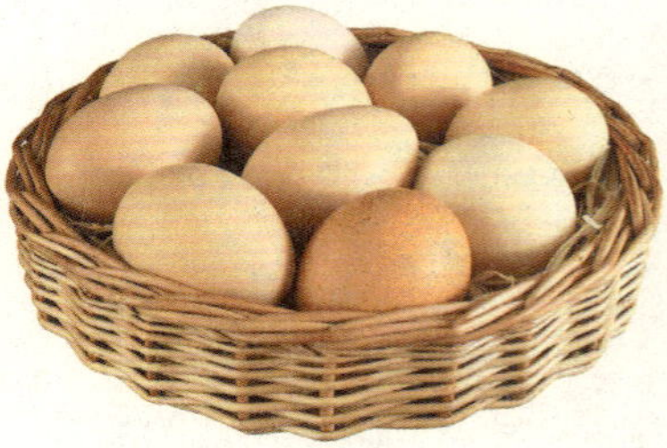

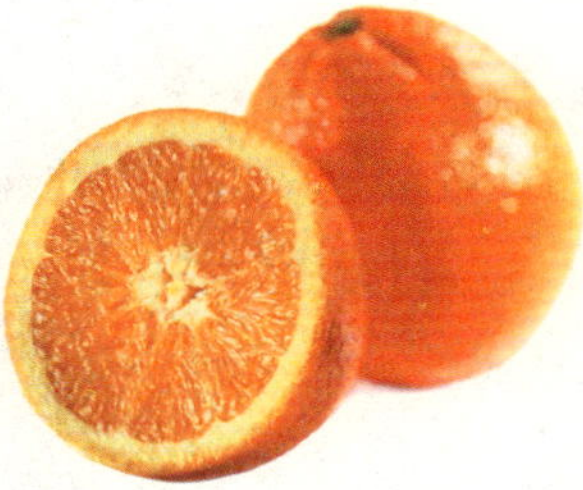

●维生素 C。维生素 C 是抗氧化剂的一种。同样可以保护体内的不饱和脂肪酸不被氧气破坏。相信很多人都知道补充维生素 C 可以预防感冒，增加抵抗力。这也是为什么现在有这么多的食品中都打着添加维生素 C 作为卖点。在摄取维生素 C 方面，从天然食材中摄取会比较妥当。因为现在食品中添加的维生素 C 大多为化学合成的维生素 C。这些维生素 C 的纯度很高，那么纯度高的维生素 C 就比较好吗？其实不然。当我们借由天然食材如橘子中摄取维生素 C 的同时，我们也摄取到了很多其他的营养素。这些营养素往往会一同起到营养学称为“协同作用”的反应——互相帮助吸收，起到更大的效果。这是单独补充一种人工维生素 C 所无法达到的效果。而且长期用保健品来补充维生素 C，有少数人群会发生肾脏结石或是膀胱结石。借由天然食材如：橘子、西兰花、菜花、菠菜等，都可以安全放心地补充到足够的维生素 C。尤其是深绿色蔬菜中含有丰富的维生素 C，平均可以达到每百克中含有 50~70 毫克的维生素 C。柑橘类水果每百克可以含有 40~50 毫克的维生素 C。

●维生素 E。维生素 E 同样是一种抗氧化剂。很多精炼油中都可以看到油厂会另外在油中添加维生素 E，就是为了避免油品被氧化破坏。但是，大多数初榨油为了保持最原生态的品质，不会往油品中添加维生素 E。同样的，为了保护亚麻酸不被氧化，也可以补充维生素 E。维生素 E 是脂溶性维生素的一种。因此也需要注意摄取的量，每天最多不要超过 800IU 的摄取量。如果采用天然的方式来补充维生素 E 的话，也不需要太担心过量的问题。富含维生素 E 的食物包括深色叶菜类、种子、坚果及土豆等。

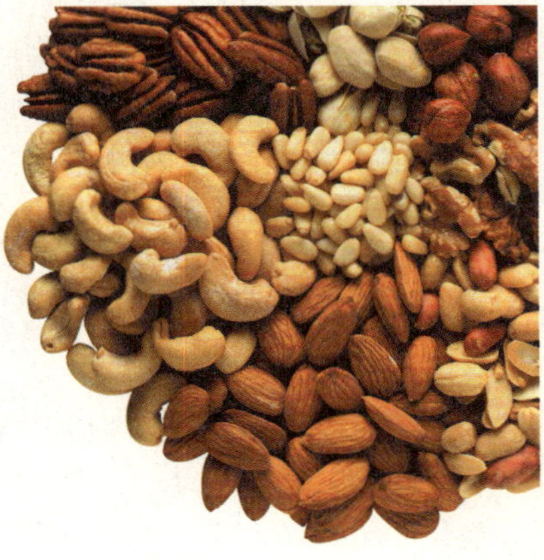

●矿物质锌、镁。这些矿物质也是重要的抗氧化剂。在体内同样起到保护不饱和脂肪酸的作

用。这些矿物质在营养学中被称为微量元素。也就是说人体只需要非常少量的矿物质就可维持正常的身体运作。不管多好的营养物，过量都会影响身体健康。其中以这些微量元素最需注意，因为身体需要量非常低，如果摄取过多很容易产生毒性。建议没有特殊需要，不要用保健品的方式来补充矿物质。以锌来说，在海鲜、全麦、糙米中都含有。坚果、全麦、种子中也都含有丰富的镁。

油的小百科

脂溶性维生素

顾名思义就是可以溶于油脂类的维生素。维生素 A、D、E、K 都是脂溶性维生素。如果把脂溶性维生素放入水中，就好像把油倒入水中，油是会浮在水面上的，并不会溶在一起。一般来说，脂溶性维生素含量高的食物中大多也含有比较多的脂肪，例如：动物的内脏、植物的种子或是坚果。要吸收脂溶性维生素，必须运用体内的脂肪来吸收并储存在体内。吃再多的维生素 E，如果体内没有足够的脂肪来帮助吸收的话，也就随着体内的废物一起排出体外。

但是有一点要注意。由于现代饮食结构中大多数人都过量摄取脂肪，这让脂溶性维生素可以很容易地储存在体内。因而摄取脂溶性维生素保健品时一定要注意摄取量，一旦过量食用很容易引起中毒反应。

水溶性维生素

是指可以溶于水中的维生素。维生素 B、维生素 C 都是水溶性维生素。在大多数蔬菜水果中富含各种水溶性维生素。原因是很多蔬菜水果中都含有大量的水分，将各种水溶性维生素都保留在其中。同样的，人体中超过 70% 都是水，一般来说，只要是在饮食中注意每天摄取 5 份颜色各异的蔬菜水果，就不用担心水溶性维生素摄取不足（注：1 份蔬菜水果是指 1 个拳头大小的分量，5 份即指 5 个拳头大小的分量）。

人体可以借由排尿来控制体内水分的平衡，同时也可以维持体内水溶性维生素的平衡。所以，健康成年人在摄取维生素 B 和维生素 C 时就不需要担心摄取过量，因为身体可以很轻松地调控水溶性维生素在体内的量。

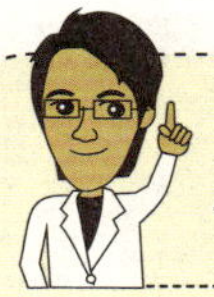

傅老师｜健康提点

在补充亚麻酸这类必需脂肪酸时，要同时额外补充上述各类抗氧化剂来避免亚麻酸在充满氧气的体内被氧化。看起来好像要补充很多营养素，其实只要拥有正确的饮食习惯，在一天中补充到这些营养素是毫不费力的。在这里分享一些简易的方法：

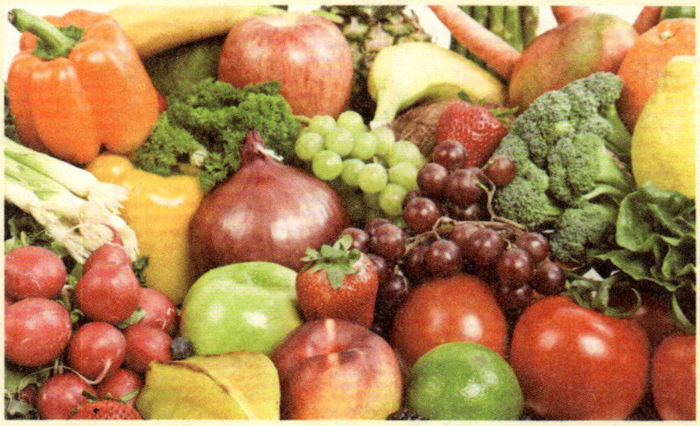

每天五色蔬菜水果：每天注意在餐盘中有没有五种颜色的蔬菜水果。例如：绿色叶菜，紫色茄子，红色西红柿，黑色木耳及黄色彩椒。简单的一个步骤就可以很全面地摄取到各类维生素及矿物质。

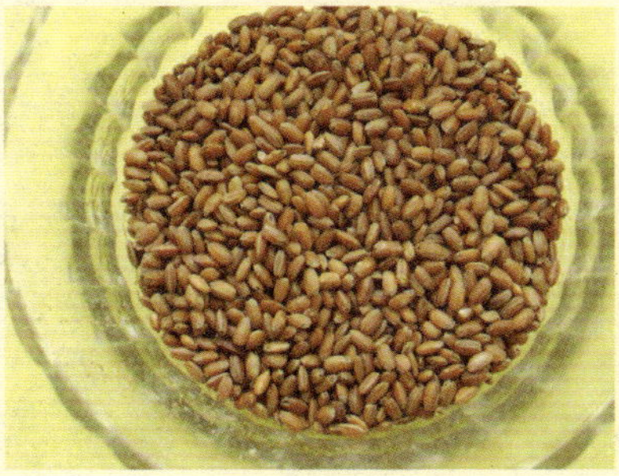

糙米：糙米保留了稻米中的米糠和胚芽。而大米在经过加工的过程把米糠和胚芽都除去了。在胚芽中保留了稻谷生长所需的营养素，如维生素 B 群、锌、镁等。同时糙米中的米糠也提供足够的纤维素来促进肠胃蠕动，帮助毒素排出体内。一般在大卖场的杂粮区中都可以看到糙米的身影。初期如果吃不惯糙米的味道的话，可以用 2/3 的大米配上 1/3 的糙米，这样既不影响口感也可以摄取到额外的营养素。再慢慢地减少大米的量、增加糙米的量。过一段时间后，不单单可以从正确的主食（糙米）中摄取到优质的营养，同时也因为摄取到足够的纤维素，而不易造成肥胖的问题。

尽量不要依赖保健品来补充营养素：尤其是对于脂溶性维生素及矿物质这两种营养素。脂溶性维生素很容易在体内储存下来，加之保健品的纯度很高，长期过量补充容易发生中毒反应。体内矿物质的需求量不大，如果大剂量的摄取也是很容易产生中毒反应的。对健康的成年人来说，最安全的还是借由天然食材来摄取这些营养素。切记每日五色蔬菜水果、将主食换成糙米的原则。这样一来，基本上就不需要吃保健品来补充额外的营养素了。

体内脂肪酸调整计划

在本书中一直提到一个黄金比例的概念，就是体内亚麻酸和亚油酸的比例应为1:4。在这黄金比例下体内可以有效地产生各类前列腺素，平衡体内各项生理反应。但是因为现代人长年处在脂肪酸失调的状态下，亚麻酸和亚油酸的比例达到1:25，亚油酸摄取过量让体内有过量的2型前列腺素。而2型前列腺素过多容易导致炎症的发生，同时亚油酸摄取过量也和癌症的好发有密切的关系。

可以通过饮食，来将体内的亚麻酸和亚油酸脂肪酸比例调整成1:4。这整个调整计划可以分为三个阶段，分别为测试阶段、调整阶段及维持阶段。每个阶段都有它的执行周期及操作方式。孕妇、即将开刀及健康状况有问题的读者在执行以前请和专业医师咨询。

★测试阶段（3周）

测试阶段的主要目标是了解身体是否对特定油品过敏，并且挑选适合计划的油品。首先我们要先理解每个人都有可能对特定食物过敏，尤其是在尝试新食物时。食物过敏常常会产生的症状包括：心跳加速、呼吸急促、头痛、发烧、红疹、反胃、腹胀和腹泻。在测试阶段首选初榨油油品为亚麻籽油或是苏籽油。这两种油品的亚麻酸含量很高，适合作为调整体内脂肪酸的先锋部队。

时间	第1~3天	第7~9天	第10~12天
每日初榨油食用量（毫升）	2.5	10	15
时间	第13~15天	第19天	
每日初榨油食用量（毫升）	20	30	

首先在饮食中添加半茶匙（2.5毫升）的亚麻籽油或苏籽油。这种从小剂量开始的食用方式可以避免可能的过敏反应。建议将油品直接添加到主食中，如米饭里。这样比较容易确认每日的真实摄取量。过程中如果发现过敏反应，恢复上一次的剂量，再维持三天后看是否还有过敏反应。如果还是有过敏反应，建议从亚麻籽

油、苏籽油中挑选另一种油品来尝试。若对这两种油品都过敏的话再换成核桃油。一般来说同时对这三种富含高亚麻酸的油品都过敏的几率很小。其他如初榨大豆油（在国内不好找到）可以作为前三种油品都用不上时的替代品。

在测试阶段的后期，当每天亚麻酸初榨油的摄取量达到每天三茶匙（15 毫升）以后，最好将每日的总补充量平均分配到每日三餐中。推荐还是直接将油加到主食中。其他食用方式，例如加到酸奶中，拌入汤或菜肴中，做沙拉酱都是补充的好方法。当然，如果您可以直接服用的话也是很好的。如果有胆囊或胰脏疾病，可以同时补充大豆卵磷脂来帮助消化和吸收脂肪。

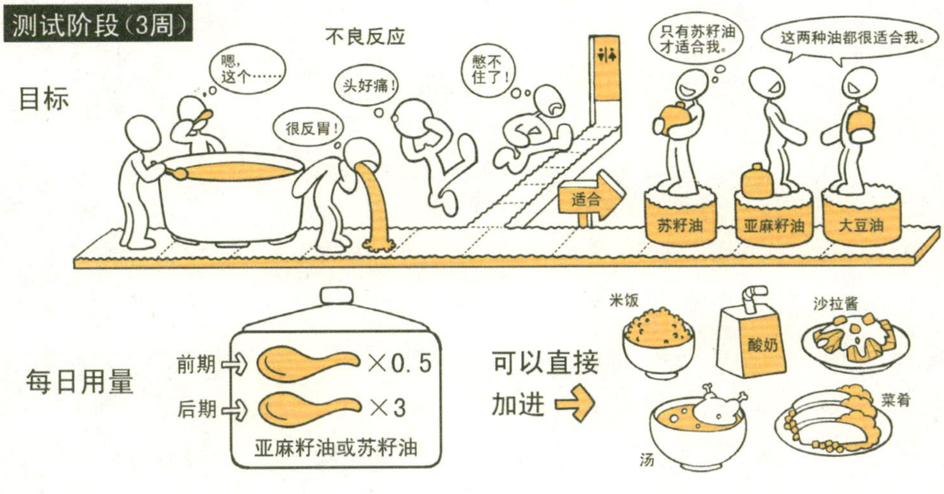

★调整阶段（30 天）

这个阶段最主要的目标是提升体内亚麻酸的浓度，重组体内的脂肪酸比例，达到亚麻酸和亚油酸 1:4 的黄金比例。在调整阶段，初榨油（亚麻籽油或苏籽油）的剂量为每日六茶匙（30 毫升），建议平均分配到三餐中，也就是每餐两茶匙。如果是食用核桃油或是大豆油则需要将每日剂量增加到九茶匙（45 毫升）。在这期间因为大量地摄取初榨油，每日会获得额外约 200 大卡的热量。如果担心体重问题建议减少精炼炒菜油的摄取，或每日快步走半小时。

调整阶段（30天）

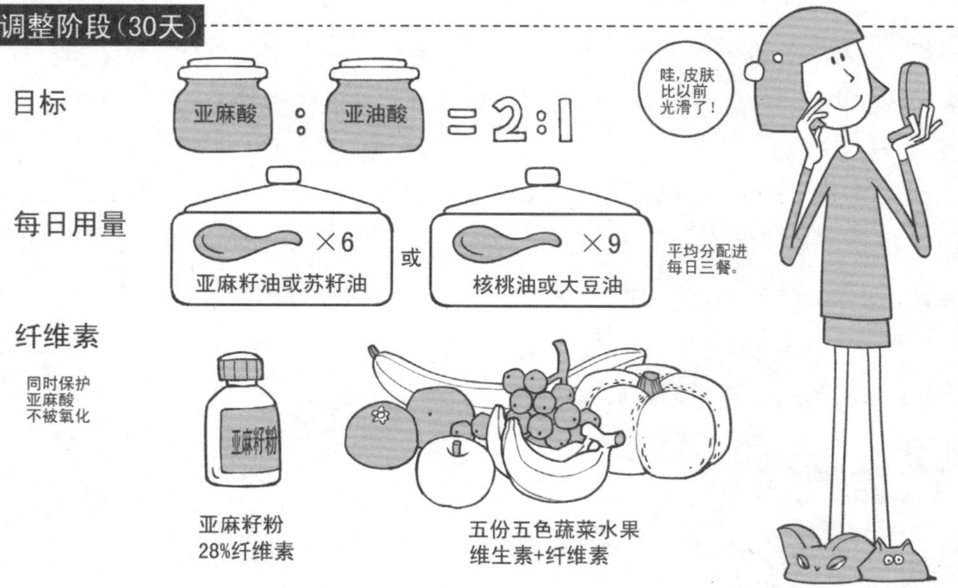

纤维素是调整阶段另一个关键的营养素。纤维素可以借由亚麻籽来摄取。因为亚麻籽中不单单含有丰富的纤维素，同时也含有身体所需的亚麻酸和优质抗氧化剂——木质素。亚麻籽中含有超过 1/4 的纤维素，即每 100 克的亚麻籽中含有 28 克纤维素。建议在调整阶段的饮食中添加亚麻籽粉（食用原则请见第 135 页），每餐摄取 10 克亚麻籽粉为宜（每日共摄取 30 克亚麻籽粉）。亚麻酸和纤维素可以维持肠道中的优良环境，同时可以控制体内血液中的胆固醇及脂肪含量。亚麻籽粉中的木质素可以有效地保护亚麻酸在体内不被氧化。

在调整阶段，每日一定要摄取到五份五色蔬菜水果（每种分量等同于握拳的大小）。这样不仅可以保证摄取到足够的纤维素，还可以确保每日有足够的维生素及矿物质供应。

在调整阶段应大量摄取亚麻酸。由于亚麻酸属于不饱和脂肪酸的一种，在体内需要各类抗氧化剂的保护来避免氧化破坏。在蔬菜水果和亚麻籽粉中都含有大量的抗氧化剂。如果每天无法在饮食中吃到五份蔬果的话，建议选用保健品的方式来确保摄取到足够的抗氧化剂。其中以水溶性维生素 C 和 B 群为首选。对于脂溶性维生素 A 和 E，要注意不要摄取过量，避免中毒（食用原则请见第 74 页）。

这个阶段每日从初榨油中摄取到的亚麻酸约为 17 克，从亚麻籽粉中摄取到约 7 克的亚麻酸。每日共摄取约 24 克亚麻酸。炒菜油方面，推荐使用花生油或是茶油，每日使用量不要超过 20 毫升。花生油和茶油的亚油酸都低于 30%。如以 30% 来计算的话，每日摄取到的亚油酸为 12.6 毫升。调整阶段中每日亚麻酸和亚油酸的摄取比例约为 2:1。这和黄金比例中的亚麻酸和亚油酸比例 1:4 比较亚麻酸的摄取量整整多了 8 倍。调整阶段的主旨就是，用高浓度的亚麻酸来重置体内的脂肪酸比例。

调整阶段周期为 30 天。在这期间可以从观察皮肤的状况来了解体内脂肪酸成分的改变。如果发现双手皮肤变得较光滑湿润，小腿和手臂因干燥出现的脱皮及搔痒减轻了，或皮肤的过敏、红疹症状有改善的话，就代表体内的亚麻酸已慢慢地恢复到正常水平。调整阶段中多观察自己的身体，从可以量化的血糖、血压到精神状态都可以明显地感受到必需脂肪酸的平衡对于自我健康的改变有多重要了。如果没有明显改善的话，可以将调整周期再延长 30 天。

★维持阶段

维持阶段的亚麻酸和亚油酸的摄取比例就会长期控制在 1:4。炒菜油方面以多换品种为原则，初榨油可以选用火麻油或自行调配初榨油来配合食用。配合上炒菜油后可以达到黄金比例 1:4 或 1:5 的摄取量。每日控制总植物油摄取量低于 35 毫升，其中应以 20 毫升的炒菜油配合上 15 毫升的初榨油。每日同样要维持五种颜色的蔬菜水果的摄取。按照比例，将五份南瓜籽油配上一份亚麻籽油，就可以混合出亚麻酸和亚油酸比例为 1:4 的调和油。建议以亚麻籽油为原料搭配其他的油种。因为亚麻籽油的味道淡，不容易和其他油品的味道起冲突。苏籽油的脂肪酸结构和亚麻籽油相似，同样可以借由下图中的比例调配出黄金比例的油品（将亚麻籽油替换为苏籽油即可）。但苏籽油的味道重，在口味上需要注意避免冲突。

维持阶段

植物油每日摄取比例

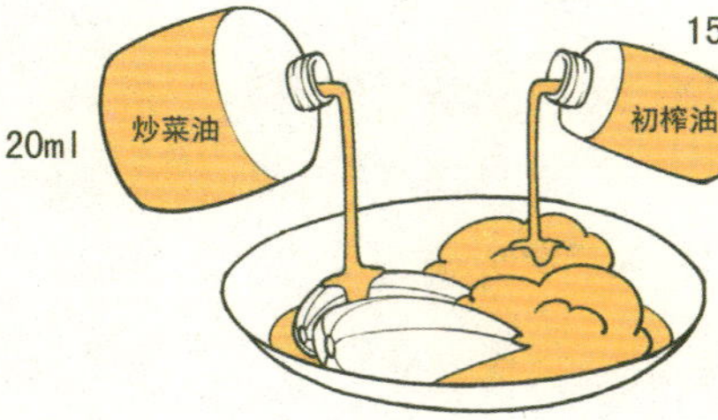

亚麻酸勾兑的比例

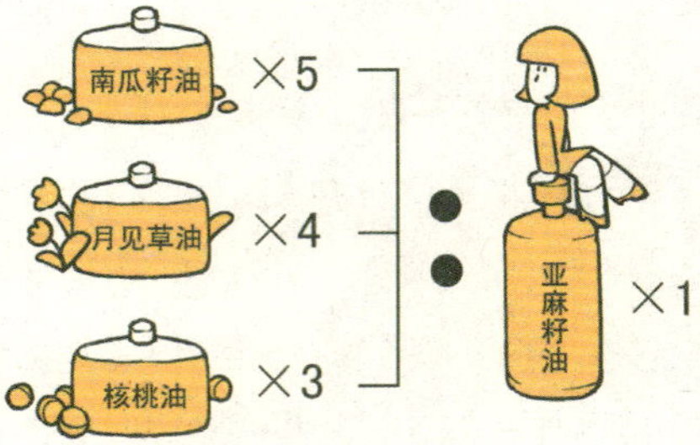

自制调和油

在前文中提到，国家对于调和油没有做出很明确的规范，造成了现今调和油市场品质混乱的局面。大家购买调和油时有没有发现，调和油的价格相对更便宜？奥秘就在于市售调和油中含有部分极为便宜的油种来将整体价格降低。其实在家里也可以自行制作调和油，只要遵循一些基本原则，调出一瓶货真价实、品质上佳的调和油是一点都不难的。

我们尽量以达到饱和脂肪酸、单元不饱和脂肪酸、多元不饱和脂肪酸比例 1:1:1 为原则。但在现实生活中要找到这种比例的油品确实很难。再来就是每日脂肪酸的摄取是多元化的来源，可以来自精炼炒菜油、初榨油，也可以来自肉类、谷类等其它食物。所以要完全遵守世界卫生组织的这个 1:1:1 的标准是有些难度的。日常生活中精炼炒菜油还是主要的脂肪酸来源。在家自行制作调和炒菜油（精炼油）以两个大原则为主。一是借由橄榄油、茶油或花生油增加油酸的摄取量；二是油品多样化。在这原则下，将市面上销售的精炼炒菜油分成两类。A 类是油酸（Omega-9）含量高的橄榄油、茶油和花生油。B 类是亚油酸（Omega-6）含量高的其他精炼油（其实就是橄榄油、茶油和花生油以外的那些炒菜油，如，豆油、葵花籽油、玉米胚芽油等）。如下表所示，将一份A类油配上一份B类油(两者比例为1:1)即可调配出属于您个人品牌的调和油。

A 类与 B 类油品可以互相调和

A 类油	B 类油
橄榄油	葵花籽油
茶油	豆油
花生油	玉米胚芽油
葡萄籽油	

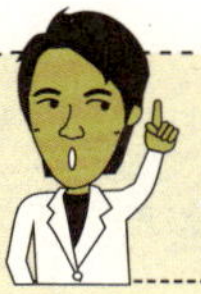

傅老师 健康提点

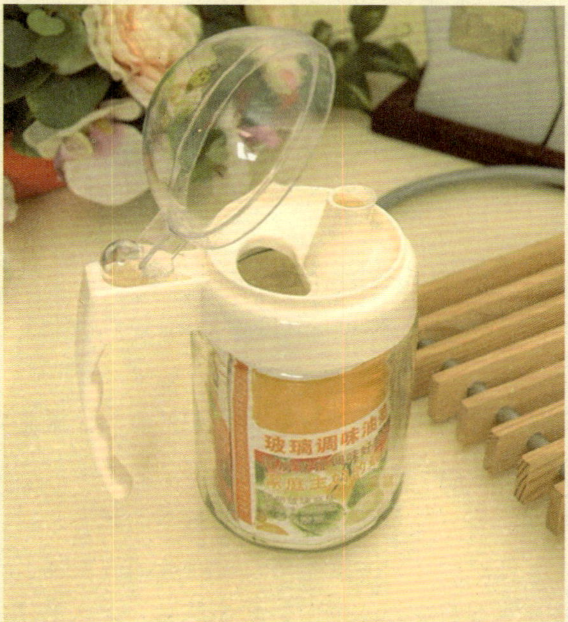

给那些计划在家自行制作调和油的读者一些建议：

·购买瓷器或玻璃油壶来作为调和工具及储存调和油成品的容器。

·买 A、B 类油时尽量选择小瓶装（500毫升或1升装）。这样不仅可以吃到较新鲜的油品，还可以加快更换油品的周期。

·调和过程应该多尝试不同种类的油品。只要维持 A 和 B 类油比例不变，油品应该多变化以获得更均衡的营养。

·每次油壶中的油品用完时一定要清洗干净，干燥后再使用。如果油壶瓶口或是瓶底有残留的氧化老油，会缩短新鲜油品的保鲜期。所以要注意油壶每次用完后一定要清洗干净后再使用。

·调配完的炒菜油可挤入 1 ～ 2 粒维生素 E 胶囊。维生素 E 可以保护油脂避免氧化。

食用油的其他妙用

前面提到，保存油品的环境应该是阴凉处。如果是大瓶装精炼油的话需要用瓷或玻璃制的油壶来分装。至于小瓶装的初榨油开瓶后应该冷藏，并且在 6 ~ 8 周内用完。如果在食用期间发现油品有油臭味产生的话，说明油品已经开始氧化，应该停止食用。对于这些过了保质期的油品，可以采取其他的办法加以妙用。

●**做肥皂。**在日常生活中我们常用的肥皂都经由油的皂化反应后生产出来的。但是，一般的市场化肥皂是将油脂中的甘油分离出来，同时添加增泡剂、色素等化学添加剂，于皮肤并不利。在家可以将那些临期的油品整理一下，加上氢氧化钠和水就可以在家里做出精致的手工肥皂。手工肥皂制作完后需要 30~45 天的成熟期。自制手工肥皂中含有甘油，同时也能避免接触到各种化学添加剂。建议以橄榄油为基础油，再配合种类不同的初榨油来增加功效。这样就可以制作出不同功效的手工肥皂了。

●**擦拭木头地板。**对于那些临期的亚麻籽油，可以用来擦拭家中的木头地板。亚麻籽油擦过的木头地板可以维持 2~3 个月的光泽度，而且效果明显。

●**花肥。**可以将过期的油品当作花的肥料。施肥方式是将过期油拌入土壤中。拌完后，用手将土一把捏紧后松开，如果土壤仍然松散不结块，这样就表示花肥制作完成。和其他没有使用肥料的花苗比起来，使用过期油混入土壤中的花苗明显较大、较壮硕。之后就是每季度在花的周围浇上一些过期废油来替代肥料。用过期废油来代替肥料不会有肥料的异味。注意不要浇太多过期废油，一定要控制在土壤不结块为宜。

●**清洁保养皮具。**过期的油品也可以用来清洁皮具。各种真皮沙发、皮鞋、手提包等都可以用过期的油品来擦拭。擦拭完可以恢复光泽，定期地使用食用油来擦拭对于皮革的保护可以起到良好的作用。家中漆器上的污垢，也可以用棉纱布蘸上少许食用油轻轻擦拭。

● **润滑油**。过期油品还可以用来作单纯零件的润滑油使用，如：锁头、自行车链条、椅子滑轮等。由于食用油中的杂质较多，不适合作为复杂的机械如汽车、摩托车等的润滑油来使用。

● **自制保养品**。对于临期的月见草油，可以将它加入护肤品中。尤其是在冬天，手足容易干燥，在护手霜中加入一些月见草油可以增强它的保湿功能。在每 50 毫升的保养品中加入 5 毫升的月见草油就绰绰有余了，基本上就是维持 10:1 的比例即可（保养品 10，月见草油 1）。

*** 夜间滋润精华油**

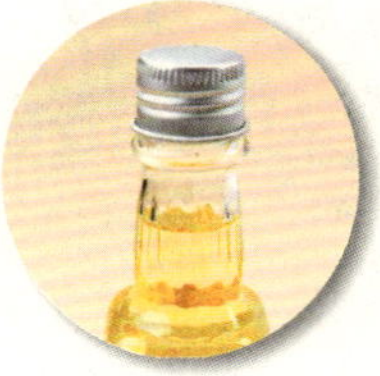

材料：有机月见草油 2 毫升，玫瑰果油 15 毫升，荷荷芭油 3 毫升，玫瑰精油 2 滴，薰衣草精油 3 滴。

制作方法：将所有材料混合，均匀搅拌后使用。

效果：洁面后轻轻涂抹于脸部，有美白与滋润的效果。

有机月见草油不仅能内服，更能应用在保养皮肤与缓解异位性皮肤炎的用途上。安全又天然的方式，值得一试！

*** 百里香纾缓按摩油**

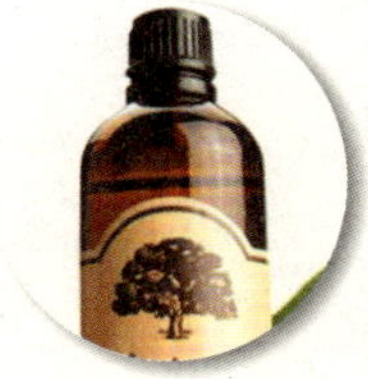

材料：葡萄籽油 100 毫升，罗勒精油 8 滴，百里香精油 10 滴，迷迭香精油 5 滴，马郁兰精油 5 滴。

制作方法：将所有材料混合，均匀搅拌后使用。

效果：可作为纾缓肩部与足部的按摩油，建议用深色玻璃容器盛装。

按摩是纾缓疲劳的好方法之一。使用自己配置的按摩油，不仅有趣，更能依自己的需求在配方上做调整。葡萄籽油质地非常清淡，味道也不显油腻，所含营养成分也是市面油品中相对高的。天然葡萄籽油是除了橄榄油外，非常适合按摩的基础油之一。

*** 有天然疗效的手工皂**

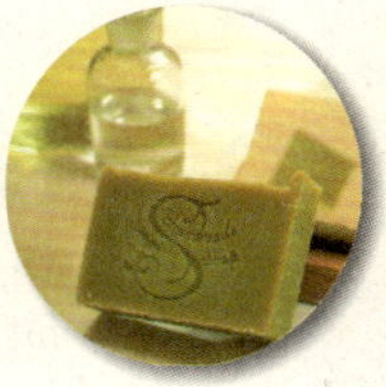

材料：

A. 橄榄油 240 克、椰子油 140 克、棕榈油 120 克、甜杏仁油 120 克

B. 荷荷芭油 80 克

C. 氢氧化纳 50 克

D. 冷水 50 克

E. 添加物有机月见草油 30 克

制作步骤：

1. 准备模型（可用一次性纸杯或纸牛奶盒）。

2. 戴上手套将氢氧化钠小心放入塑料杯中，放置在通风处，加入冷水搅拌至溶解后，待凉，冷却至 50 摄氏度。

3. 将材料 A 全部隔水加热至 50 摄氏度。

4. 将步骤 2 的材料缓慢倒入步骤 3 的材料中，混合搅拌至浓稠状后加入有机月见草油。搅拌均匀后倒入模型中。

5. 将模型静置 24 小时（凝固状）后即可脱模。

6. 将脱模的手工皂切块后放置在阴凉通风的地方至少 60 天后便完成。

添加有机月见草油的香皂是饱受湿疹和干癣困扰的朋友们可以选择使用的清洁保养品。

4 Part 4

各类人群的用油指南

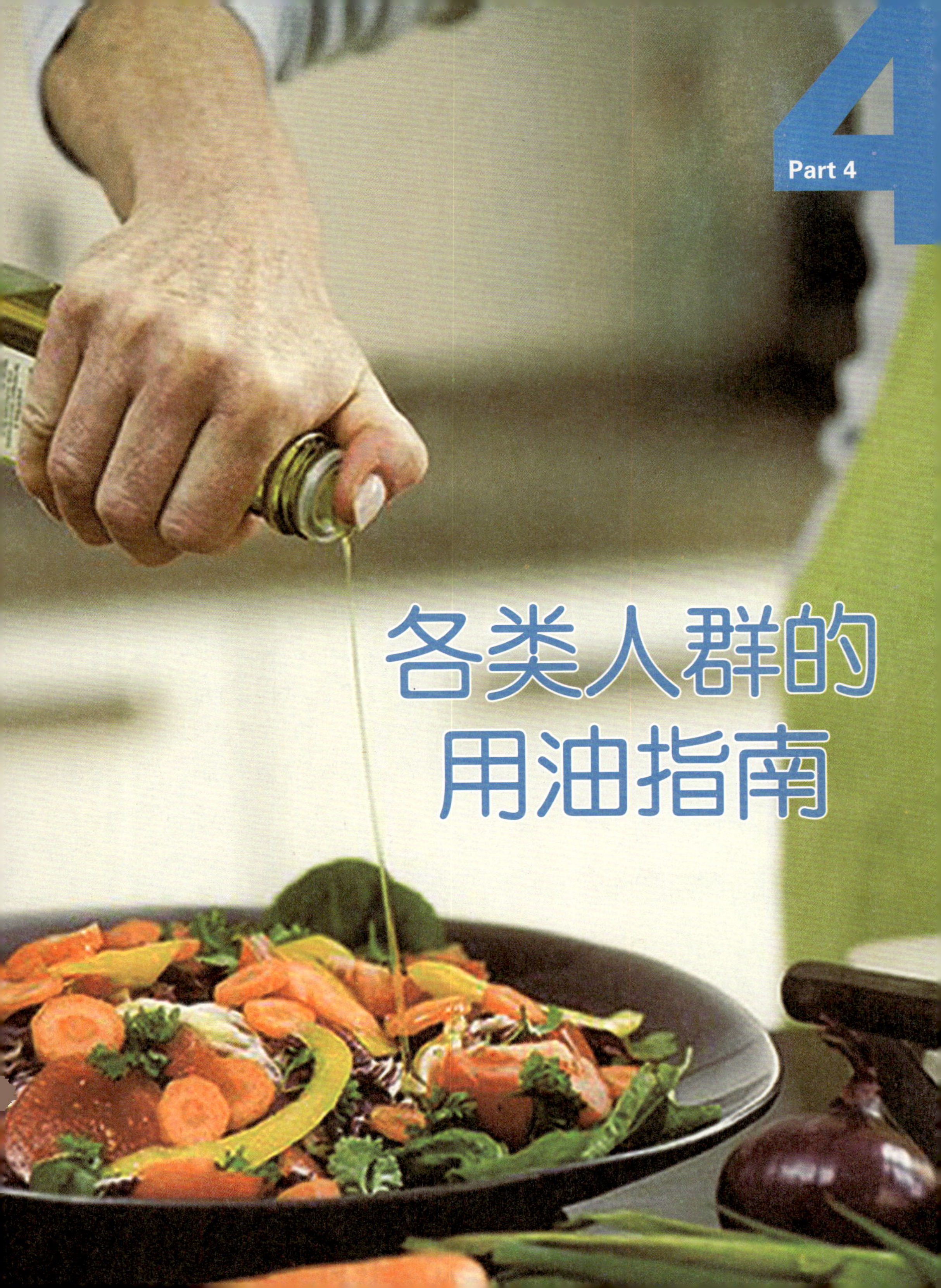

肥胖

肥或胖，在现今社会， 已经不仅仅是个形容词， 而与疾病紧密相关。中国早期也会形容肥胖为有“福态”，但这样听起来挺讨喜的名称，背后却隐藏着健康危机。世界卫生组织（WHO）早已将肥胖列入疾病名单的一员。肥胖者患高血压、糖尿病、心血管等慢性疾病的机会比正常体重的人高出很多。每增加 5 公斤体重，患冠心病的几率将增加 14%，中风危险率提高 4%。高血压、心脏病、肿瘤等都会因为肥胖而增加其发病率。

肥胖，可以说是万病之源。除去这个源头不单单是对我们个人的健康有所帮助，对于国家也有很大的帮助。2002 年， 美国国内与肥胖有关的医疗费用高达 1000 亿美元。而中国呢？在 70 年代，因为国家资源与人民的经济条件相对薄弱， 一般民众很少出现肥胖体态。但反观今天，随着社会的发展与国人经济条件的改善，许多人每餐大鱼大肉， 腰围的尺寸也随之上涨。从 80 年代开始，我国肥胖人口每十年就增加一倍，完全和我国经济的增长成正比。有专家预估，到 2020 年，因肥胖所引起的各类慢性疾病可以占到全年医疗开支的 30%。以 2007 年的数据来看，全年医疗开支的 30% 相当于约 2100 亿元人民币。所以注意饮食，避免肥胖，不仅利己还利国呢！

★如何诊断肥胖？

要如何诊断肥胖症呢？最简单的方式就是测量腰围：成人男性在 85 厘米以下，成年女性 80 厘米以下为正常。再准确些，可以使用体重指数 (BMI) 来计算。

体重指数（BMI）= 体重（千克）/ 身高（米）的平方

目前我国成人体重正常的 BMI 是介于 18.5 ~ 24，**BMI 小于 18.5 为低体重，在 18.5 ~ 24 之间为正常；介于 24 ~ 27.9 为超重，BMI 大于 28 为肥胖。**

肥胖，一直是和油脂摄取过多画上等号。引起肥胖的“因”有很多，但结成肥胖的“果”就表现在脂肪的堆积。道理很简单，当身体摄取到过多的热量（能量）后，就会将多余的能量转换为脂肪加以储存。吃 1 克的脂肪，会提供 9 大卡的热量，比吃 1 克的蛋白质或碳水化合物多出 5 大卡的热量。

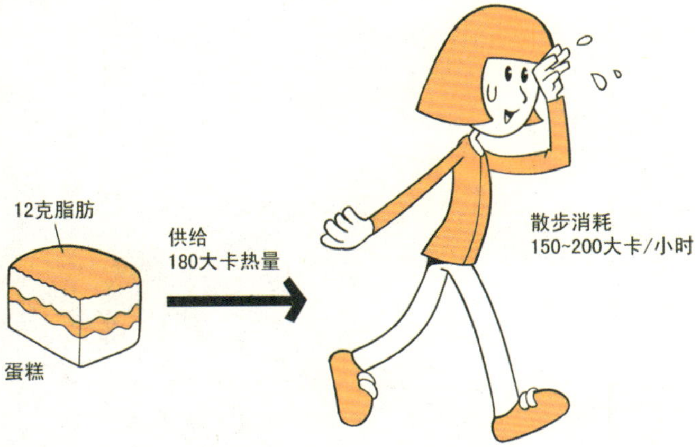

热量是什么样的概念呢？举个例子，出门在外逛街，很容易就被那些在橱窗中光鲜亮丽的零食所吸引。其中以蛋糕最受大家的欢迎。一份蛋糕，可以含有高达 20 克的脂肪。先不论蛋糕中是否含有植物奶油。光是这 20 克的脂肪吃下去后，在体内就可以产生 180 大卡的能量。我们出门持续快步走一个小时才可以燃烧掉 150 ~ 200 大卡的热量。想想看，在两分钟内吃了香甜美味的蛋糕后，却需要用超过一个小时的运动时间来将它所带来的能量燃烧掉。事实上，现在有越来越多的人喜爱吃那些高脂肪的甜点零食，但是越来越少人愿意每天做运动来保持热量平衡。也就是这个原因，肥胖病就悄悄地潜入了我们的生活之中。更何况在这类甜品中大多都含有植物奶油、香精、色素等食品添加剂，对身体的负面影响更不容忽视。

可惜，通常越香的食物，脂肪含量就越高。现代饮食中，有多少香气四溢的食物在诱惑我们呢？烤肉、烤串、烤面包、蛋糕、烧饼、油条、炸鸡，等等。这些似乎都充斥在我们每一天的生活当中。中国营养协会建议成年人每人每日摄取 25 克油脂。令人难以置信的是，现在北京市成年人中一半以上超重或肥胖，血脂异常率达 31.1%，高血压患病率 29.1%，糖尿病患病率为 6.6%。中国农业大学做过一项关于北京中餐厅用油量的调查，调查北京 99 家中餐厅清炒油麦菜用油的量。结果发现在北京中餐馆炒一份清炒油麦菜平均会用到 50 克炒菜油。调查数据中更显示，有些餐厅炒一份一斤的油麦菜竟用到 125 克炒菜油。在询问厨师为什么要添加这么多炒菜油的时候，大多回答“没有那么多的油炒出来的菜不香，颜色不好看”。单单在餐厅吃一份清炒油麦菜就可以摄取到一到二两炒菜油。可以想象一天中如果有两餐外食，可以吃到多少的油脂！所以，要远离肥胖，减少日常生活炒菜油的摄取量是刻不容缓的。

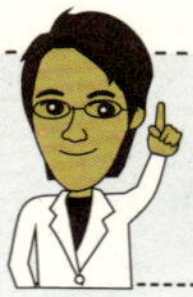

傅老师｜健康提点

一般来说我们要了解包装食品中含有多少脂肪，可以从阅读营养成分表来入手。国家规定脂肪在营养成分表中是必须要标示出来的一项营养素。下表列出常见的营养成分表：

蛋白质	
脂肪	10g
– 饱和脂肪酸	3g
– 多元不饱和脂肪酸	7g
碳水化合物	
一份为 50 克	

首先我们先看份数。在这例子中可以看到一份是 50 克。这代表在营养成分表中所列出来的数字是在这包装内取出 50 克样品所测量出的结果。如果想知道吃完这一包食品会吃到多少脂肪的话，需要将这食品的总重量除以一份的重量，出来的数字再乘以相应的营养素含量，就是吃完一包食品后的营养总量。以上表为例子，假设这是一包 400 克饼干的营养标签。这里指出每 50 克的饼干中含有 10 克脂肪，所以如果我们要知道吃完这包饼干后会吃到多少脂肪的话，必须将饼干的总重量 400 克除以一份的重量 50 克，得到的数字是 8。然后将 8 乘以营养标示上的脂肪 10 克得到 80 克的答案。所以从上表可知，当您吃完这包 400 克的饼干，您会吃进去 80 克脂肪。绝对不是简单的 10 克。所以份数是很重要的概念。

那在脂肪下面列出的饱和脂肪和多元不饱和脂肪酸又是什么呢？在营养标签上有这么一个原则，字在最左边的为营养“类别”。在这些类别下的文字为其类别下细分的营养元素。如在脂肪下细分为饱和脂肪酸和多元不饱和脂肪酸，因为饱和脂肪酸和多元不饱和脂肪酸同为脂肪的一员。所以在营养成分中的脂肪 10 克是这一份数中所含的脂肪总量，其中 3 克是饱和脂肪酸，另外 7 克是多元不饱和脂肪酸。

认真阅读产品标签，了解包装食品中的脂肪或是其他营养素的含量，是对自己饮食负责任的行为。

★合理摄取油脂，帮助减肥

若 BMI 超过 28，腰围也超过标准，就得开始执行减重计划了。尤其是对于脂肪类的摄取，成人每日一定要限制油脂摄取量在 35 克以下。前面有提到，想要用运动来燃烧体内囤积的脂肪，会是一个长期的过程。真正快速的减重方法，还是远离高脂产品的诱惑，谨慎饮食。想想，快步走一小时才可以燃烧掉 150 ~ 200 大卡的热量，而单纯地克制口欲，少吃一块蛋糕就可以少摄取 200 大卡的热量。对于肥胖的人，首要目标是管住嘴。再来配合多运动。以成人来说，每减去一公斤的体重需要消耗掉 7700 大卡。如果每天减少摄取 10 克精炼炒菜油，同时配合快步走一小时，每天可以消耗掉 300 大卡的热量。六个月后共可累积消耗 54000 大卡热量。代表六个月后可以减轻约 7 公斤的体重。减重是需要坚持的，体重超重绝对不是一天两天造成的，所以减轻体重也绝对不是一天两天可以完成的目标。

要根本解决肥胖问题必须从饮食下手。了解每日的油脂摄取量是很重要的。在家可以用油壶了解烹调中用了多少油。出门在外，对于包装食品必须阅读标签了解内含的脂肪量。在快餐店或是便利店的即食商品，可以请店家提供关于他们产品的营养成分表。对于传统市场中那些加工食品就要多注意些，特别是那些传统用油多的食品如：大饼类、油炸类、糕点、饼干。原则上是尽量少吃。如果难得一次想要满足口腹之欲的话，买之前最好看看操作的锅炉。如果里面的油都是充满油渣，并且充满混浊油臭味的话，就一定要三思而行了。同时也注意他们用的油瓶上是否有写上植物氢化油，或是酥油等字样。避免摄取到过量的反式脂肪酸。

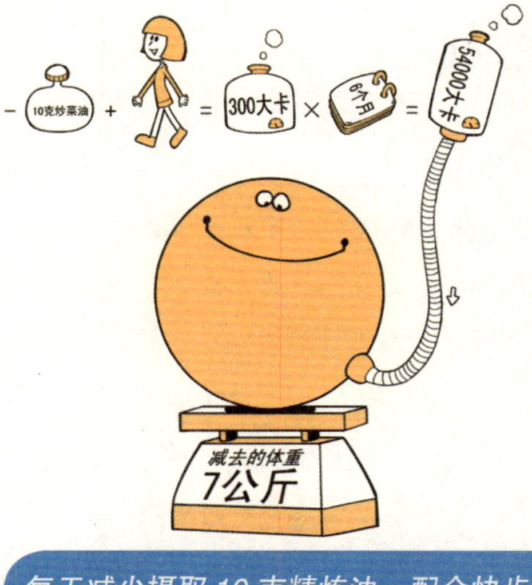

每天减少摄取 10 克精炼油，配合快步走一小时，每天可消耗 300 大卡热量，六个月后可累积消耗 54000 大卡热量，体重减掉约 7 公斤。

在减少油脂摄取量的同时，对于已经肥胖人群来说可以在饮食中摄取适量的月见草油来达到减重的效果。您一定纳闷，都已经肥胖了，怎么还让我吃油呢？事实上，初榨月见草油中含有罕见的 γ－亚麻酸（GLA）。γ－亚麻酸可以刺激体内棕色脂肪，让棕色脂肪发出讯号增加体内白色脂肪的新陈代谢率，从而达到减肥的效果。每日添加约 15 毫升的月见草油到日常饮食中，配合持久的运动与减少精炼油的摄取量，2 ~ 3 个月下来自然就可达到减重的目标。只要有心，坚持正确的饮食与生活习惯便能让您很快回到健康的状态！

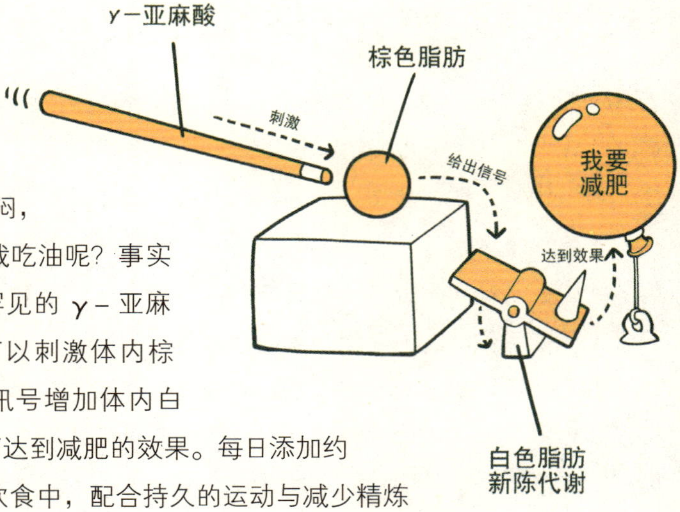

癌症

女性的乳腺癌，男性的前列腺癌都和饮食中的脂肪摄取有很大的关系。研究报告显示，在一些发达地区如北美和欧洲，女性的乳腺癌发病率都很高。这些地区女性每天摄取的脂肪平均有 140 克。而在不发达地区脂肪摄取量都偏低（每日脂肪摄取量低于 30 克），女性乳腺癌发病率也较低。

同时发达地区的家畜饲养大多都是集体化的饲养方式。经由集体化饲养的牲畜体内中往往不可避免地会有各种激素和抗生素的残留。有些激素在体内会产生类雌激素的反应，刺激女性乳腺及子宫内膜增生。对于年龄较小的女孩产生的反应就是月经初潮时间提前，乳腺提早发育。对于年龄稍长的女性就是诱发乳腺癌及子宫颈癌的发生。所以在发达地区，女性不仅容易摄取过量的脂肪，还易摄取劣质脂肪（不单单是从肉类中，还有从各种糕点零食中的反式脂肪酸）。不难想象为什么乳腺癌和子宫颈癌的发病率会这么高了。

男性前列腺对于脂肪类的物质有很强的渗透力。各种脂溶性的物质都相对容易进入前列腺中。这使得各类的环境激素、生长激素、农药、除草剂等脂溶性毒素都会集中于前列腺中。同时在饮食中各类的氧化脂肪酸，甚至反式脂肪酸都可能囤积在前列腺中。长期下来，这些毒素让前列腺发炎，肿大，硬化，最后诱发癌变。这就是为什么现在前列腺潜伏癌的发病率可以高达34%。几乎可以说每三个成年男性就会有一位可能会得到前列腺癌。

美国西雅图弗雷德·哈钦森（Fred Hutchinson）癌症研究中新收集了605例40～64岁前列腺癌男性和592例对照组资料。发现低脂肪饮食可以降低男性患前列腺癌的几率。对于诊断为早期前列腺癌的男性同胞，低脂饮食可以降低治愈后复发的危险。这个研究报告表示高热量饮食尤其是高脂肪饮食会明显增加男性患前列腺癌的危险。

★调节脂肪酸比例，预防癌症的发生

饮食中脂肪类别的选择是很重要的一环。摄取过多的亚油酸导致体内脂肪酸的失衡，有可能会提高癌症的患病率。两种必需脂肪酸，即亚麻酸和亚油酸在体内的黄金比例为1:4。但是因为现今炒菜油的单一化、食用过量及缺乏初榨油的多重原因下，让体内的亚麻酸和亚油酸的比例大大失调。过量地摄取亚油酸，在体内会转换成花生四烯酸。高浓度的花生四烯酸容易造成体内细胞的癌变产生癌症，尤其是胰腺癌。花生四烯酸会促进胰腺癌细胞的生长，胰腺癌本身又会进一步地让脂肪代谢异常，造成身体更大的危害。因此，胰腺癌患者必须要限制饮食中花生四烯酸的摄取。

直肠癌也是另一种和饮食息息相关的疾病。直肠癌患者往往在饮食中匮乏纤维素，容易造成肠道蠕动困难，粪便在肠道内停留过久。而粪便中含有的氧化脂肪酸和大量的自由基（通常为摄取大量油炸食物所致）长期刺激直肠壁，造成细胞突变，易导致癌症的发生。直肠癌患者在得病前往往有长期的便秘病史。

对于这类消化性癌症，摄取足够的纤维素成了非常重要的预防手段。纤维素可以促进肠胃蠕动，减少各类致癌物在肠道内的时间。同时纤维素也可以包覆这些致癌物，让它快速地排出体内。多摄取高纤蔬果与高纤食品，如车前子壳粉或亚麻籽粉等，对于预防各类慢性疾病可以起到关键的作用。

为了调节体内的脂肪酸比例，预防癌症的发生。建议在日常生活中减少摄取亚油酸含量高的油，同时增加亚麻酸的摄取。再来就是减少饮食中花生四烯酸的摄取。由于家畜脂肪中含有大量的花生四烯酸，尤其是在红肉中，所以控制肉类摄取也是达到脂肪酸摄取黄金比例重要的步骤之一。全方面地从修正脂肪摄取的量和质下手，再来配合增加纤维素的摄取，对于预防癌症的发生有显著的效果。

心血管疾病

★警惕坏胆固醇

心脏是维持生命的关键器官，它是我们每天生活中的无名英雄，每分每秒，不间断地将充满养分的血液经过血管运送到身体的各个部位。血管就好像铁路一样，将全国的资源合理地分配到各处。如果发生像前几年的冰封铁路事件，导致旅客回不了家，货物将无法运送。全国也会因此进入一个不稳定的危险状态。身体也一样，如果血管“堵”住了，养分到达不了需要的地方，久而久之器官机能就会下降与损坏。如果堵塞的地方是供给心脏养分的血管，就会发生心脏病。如果堵塞到脑部的血管，就很有可能发生中风。究竟是什么物质导致我们的血管堵塞呢？

先来说个小故事。在朝鲜战争后，三百具平均年龄二十二岁的美国大兵的遗体接受了检查，发现这些之前没有心脏病史的士兵中有77.3%的人有心脏病“初期”症状。同年龄的韩国士兵却没有这种现象。这份报告震撼了美国政府。之后他们投入更大的资源来研究后发现，饮食习惯是造成这个结果的最大因素。美国士兵在饮食中大多摄取的是富含胆固醇及饱和脂肪酸的肉类食物，造成了血液中LDL(低密度载脂蛋白，俗称坏胆固醇)大幅度上升，而使得血液中胆固醇过多，血管呈现堵塞（动脉硬化）的现象。韩国士兵基本上以蔬菜为主食，其中含有大量的纤维素、不饱和脂肪酸等营养素，对于预防动脉硬化有很好的帮助。

在第一部分提到，LDL 就是我们俗称的“坏胆固醇”，最主要的功能是将在肝脏的胆固醇运送到身体的各个部分来使用或是储存。而研究发现，饱和脂肪酸的摄取和 LDL 在体内的量成正比。这就意味着吃越多的饱和脂肪酸，在体内就会产生越多的

摄取越多的饱和脂肪酸和反式脂肪酸，在体内就会产生越多的坏胆固醇，患心血管疾病的几率就越大。

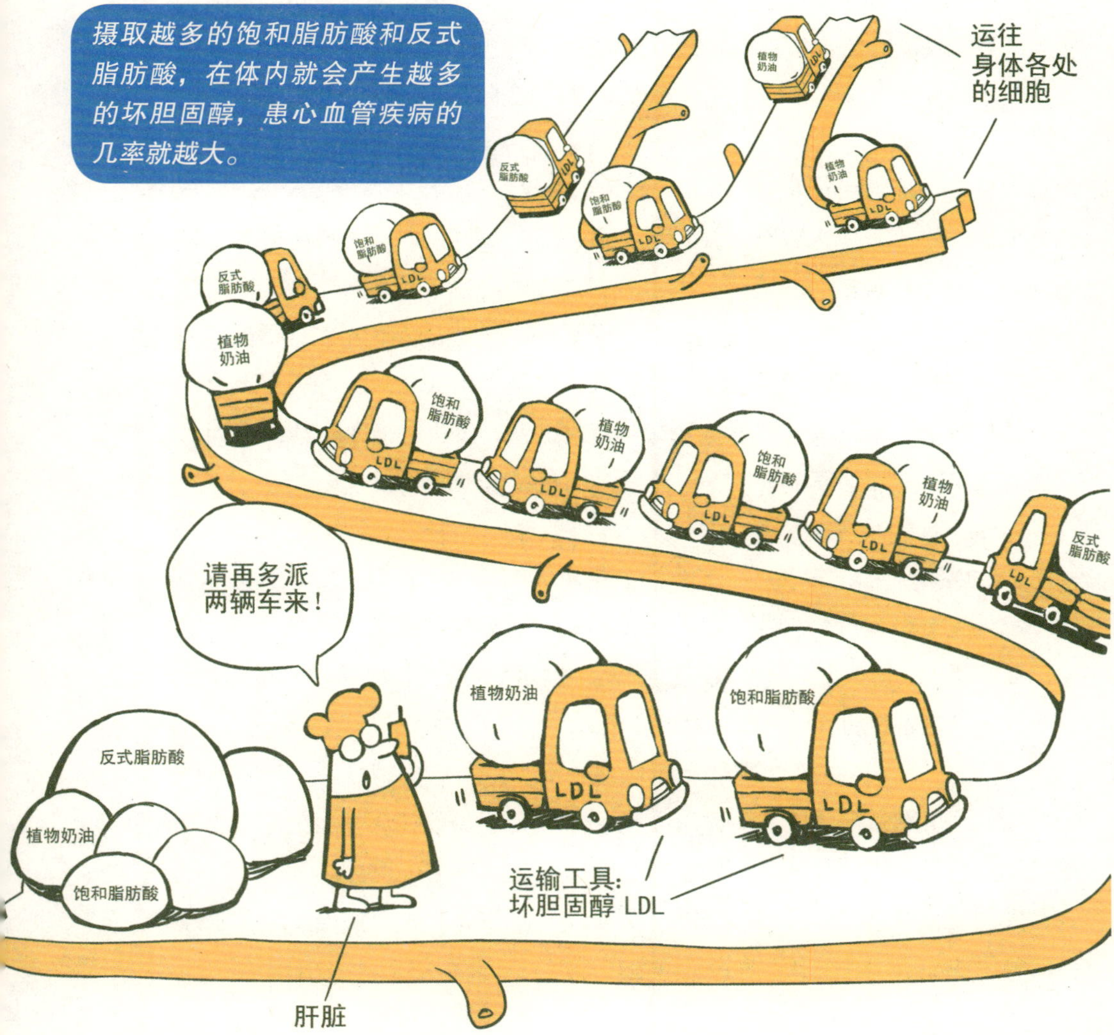

LDL。其他研究报告也显示，在饮食中如果摄取了反式脂肪酸，也就是我们常说的植物奶油，也会增加体内的 LDL 含量。而 LDL 在体内的含量越高，患各种心血管疾病的几率就越高。

烹调方式对于体内 LDL 的多寡也是有影响的。在前面， 我们提到冒烟点的概念。冒烟点就是油脂能耐热的最高温度。一种观念认为要把油烧到冒烟，才代表油已烧热。就是这个观念，让我们在烹调过程中很容易就将油烧到过热，而高温会导致油脂被破坏和氧化。摄入氧化的油脂会造成身体里的 LDL 浓度上升。烹调过程中控制油温是避免破坏油脂的重要步骤，最好是热锅冷油， 或是等油起油纹后即可下菜，不要等到油冒烟了。另外，有油臭味的油也一定不要使用。氧化油脂大多都会有油臭味。这些变质的油脂在体内都会增加 LDL 的浓度，增加罹患心血管疾病的机会。

同样一种食材，因为料理方式的不同，也会对于体内的 LDL 浓度有影响。简单来说，国人的料理方式可以大致分为蒸、煎、煮、炒、炸。其中以煮和炒相对不容易影响油脂和食材的营养成分。因为在煮和炒的过程中往往菜肴本身都含有一定的水分。这些水分在料理过程扮演着“缓冲剂”的角色，避免温度高于 100 摄氏度。尤其以“蒸”的料理方式最能保持菜肴的营养素。但是当用煎和炸的方式料理时，因为料理的温度过高，很容易造成油脂氧化和食材的营养流失。而氧化油脂会大大增加体内的 LDL 浓度。所以同样是吃鱼，选清蒸的鱼会比炸鱼健康得多。

除了 LDL 在体内的浓度和心血管疾病发生率成正比外，甘油三酯也是另一个很重要的指标。尤其是餐后的甘油三酯浓度升高的程度及持续时间，是冠心病很主要的危险因素。餐后甘油三酯浓度升高幅度越大，持续时间越久，患冠心病的几率也越高。而餐饮内容对于餐后甘油三酯浓度影响很大。

如果饮食中含有适量的亚麻酸（Omega-3），对于降低餐后甘油三酯浓度会有显著的帮助。相反，饱和脂肪酸会明显增加餐后的甘油三酯浓度。对于冠心病患者，在挑选食用油或食材时，应以选择亚麻酸含量高的油脂为宜。切记，所有亚麻酸含量高的食用油都不宜在高温下食用，可选择凉拌的形式。

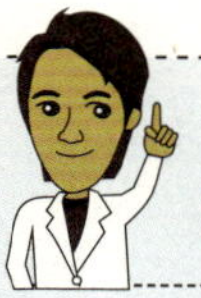

傅老师 | 健康提点

一般到医院去做体检，关于胆固醇的检查项目一般会列在血脂下。项目和正常指数为：

总胆固醇	低于 5.72mmol/L(220mg/dl)
低密度脂蛋白胆固醇（LDL，坏胆固醇）	低于 4.16mmol/L(160mg/dl)
高密度脂蛋白胆固醇（HDL，好胆固醇）	高于 1.04mmol/L(40mg/dl)
甘油三酯	低于 1.70mmol/L(150mg/dl)

有的较细化的体检报告还会有 LDL，HDL 和总胆固醇的比例。这些都是了解体内血脂状况的好依据。检查也很简单，到医院后抽血，一周后回来看检验报告即可。

但如果有高血压、动脉粥样硬化、冠心病、糖尿病等情况，对于血脂水平的要求就更严格，不能以化验单的参考值为标准。因为高血脂就是形成各类心血管疾病的危险因素。因此，必须用更严格的标准来评鉴血脂情况。例如，有高血压，低密度脂蛋白胆固醇就应该低于 3.64mmol/L(140mg/dl)（正常要求是低于 4.16mmol/L(160mg/dl)）；有冠心病、糖尿病时，低密度脂蛋白胆固醇就应该更低，应低于 3.12mmol/L(120mg/dl)。

★改变饮食习惯

由此可以发现，减少血液中的 LDL 浓度和选择优质的脂肪酸摄取是预防心血管疾病的关键因素。这些都需要从饮食习惯来着手改进。我们常常为了在嘴中 30 秒口感而牺牲掉长久的健康。除了注意料理方式外，对于食材的挑选也是要注意的。多选择富含纤维素的蔬菜或主食，可以避免肠道一次性吸收过多的油脂。同时也要减少各种“隐性”的油脂摄取来源。像一般我们吃饼干、蛋糕甚至喝咖啡用的奶球中都含大量脂肪（以反式脂肪居多）。这些隐性的脂肪来源都让我们轻易地摄取到过多的脂肪，而且一般这些加工食品中所含的脂肪往往都是相对劣质的脂肪。在摄取过多劣质脂肪后，就形成今天医院心血管疾病专家号一号难求的窘境。

糖尿病

事实上，医学界对于糖尿病的发病机制一直没有一个肯定的答案。但可以肯定的是，饮食习惯的改变是造成今天糖尿病发病率持续上升的一个主因。在我国最早的中医巨作《黄帝内经·素问》，就有提到“消渴症”这一病症。消渴症所指的正是今天所说的糖尿病。国人过去也称糖尿病为富贵病。这是因为过去只有有钱人可以吃到各种精致食品，如各类糕点、小点心等。而这些精致食品中不单只是含有较高的碳水化合物，同时也含有大量的油脂。今天，这些精致食品更是充斥在我们的日常生活中。人人随时都可轻易获取到各类不同的精致加工食品。无奈地说，现今糖尿病再也不是富贵人的专利，而是人人都可能患上的全民病！

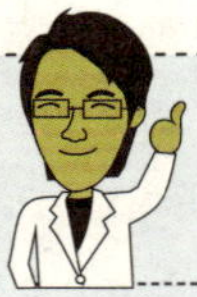

傅老师 | 健康提点

糖尿病分为两型，分别为Ⅰ型糖尿病和Ⅱ型糖尿病。Ⅰ型糖尿病患者大多在儿童时期就发病，起病年龄低。罹患Ⅰ型糖尿病最主要是因为在胰脏中的胰岛细胞受到免疫系统的攻击而失效。所以Ⅰ型糖尿病患者大多是体内无法生成胰岛素而导致血糖过高。

Ⅱ型糖尿病相对比较常见，通常发病较晚，大多在成年或年老后才会发病。Ⅱ型糖尿病主要是因为组织上的受体对于胰岛素的反应能力退化，导致组织内的细胞无法有效地利用血液中的糖分，从而形成高血糖的结果。

总的来说，Ⅰ型糖尿病就是体内无法生成胰岛素造成血糖升高。Ⅱ型糖尿病是体内生成的胰岛素不能产生效果而造成血糖升高。这两种类型，产生的结果是一样的，但是发病的机制却是大大不同的。

★减少摄取精致化的碳水化合物

我们都知道，糖尿病患需要时刻注意碳水化合物的摄取。尤其是对于那些精致化过的碳水化合物的摄取更是需要注意。什么是"精致化的碳水化合物"呢？像日常生活中常见的白糖、白砂糖、绵白糖等都是精致化的碳水化合物。当身体摄取到这类精致糖分后，肠道会快速吸收，造成血糖急遽上升。这时体内需要分泌大量的胰岛素，将血液中过多的糖分输送到细胞内产生能量或储存。长期在日常生活中吃到过量的精致糖分，导致胰岛素对细胞吸收血糖功能的刺激性下降，从而使血糖浓度无法控制在正常范围内。高浓度血糖在体内容易造成感染及发炎反应的发生。除此之外，在细胞内摄取到过多糖分时会将多余的糖分转换成脂肪储存。这就是为什么吃太多的精致糖分会发胖的原因。同时，经由糖分转换成的脂肪大多会转变成饱和脂肪酸。饱和脂肪酸过高更会增加各类心血管疾病的发病率。所以不单单是糖尿病患者需要注意精致糖分的摄取量，对于健康人来说，也需要注意不要摄取过多的精制糖。每天食用糖的用量应控制在每公斤体重 0.5 克以下。所以一般 70 公斤重的成人，每天摄取的食用糖就不应超过 35 克。这是每日食用糖的分量上限，总的来说，白糖应尽量少摄取。

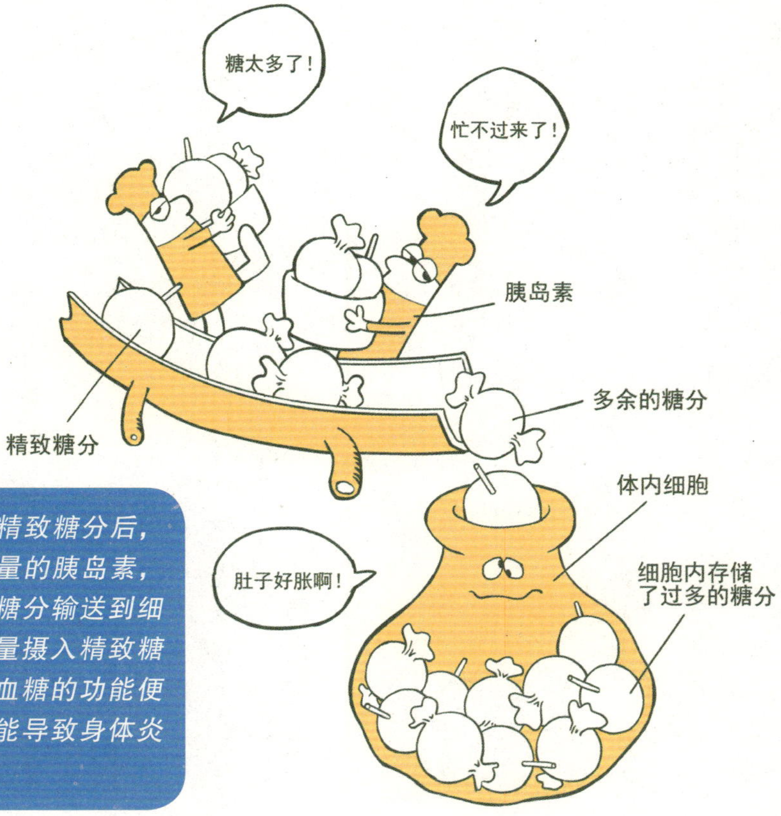

当身体摄取大量精致糖分后，体内需要分泌大量的胰岛素，将血液中过多的糖分输送到细胞内。如长期过量摄入精致糖分，胰岛素吸收血糖的功能便会下降，从而可能导致身体炎症、肥胖等问题。

★改变脂肪摄取比例

在日本，过去 30 年间，儿童 II 型糖尿病的发病率增加了两倍。研究人员发现这和过去 50 年日本儿童摄取动物性脂肪和蛋白质剧增有关。在英格兰，糖尿病的发病率在 1940~1950 年明显下降。研究发现这和战争有很大的关系。因为战争使得英格兰民众对于谷类和纤维的摄取量大大增加，同时对于脂肪的摄取大大减少。但 50 年代后因为战后的经济复苏，让英格兰人重回到高脂肪低纤维的饮食习惯，这让糖尿病的发病率再次上升。

前面提到，必需脂肪酸亚麻酸（Omega-3）和亚油酸（Omega-6）在体内可以形成前列腺素。而所有的荷尔蒙如胰岛素都必须借由前列腺素的帮助，才能有效地发挥效果。II 型糖尿病的发病机制就是由于胰岛素无法有效地使细胞上的受体产生作用，而导致血糖无法进入细胞而产生。因此，可以说，胰岛素无法发挥正常效果，

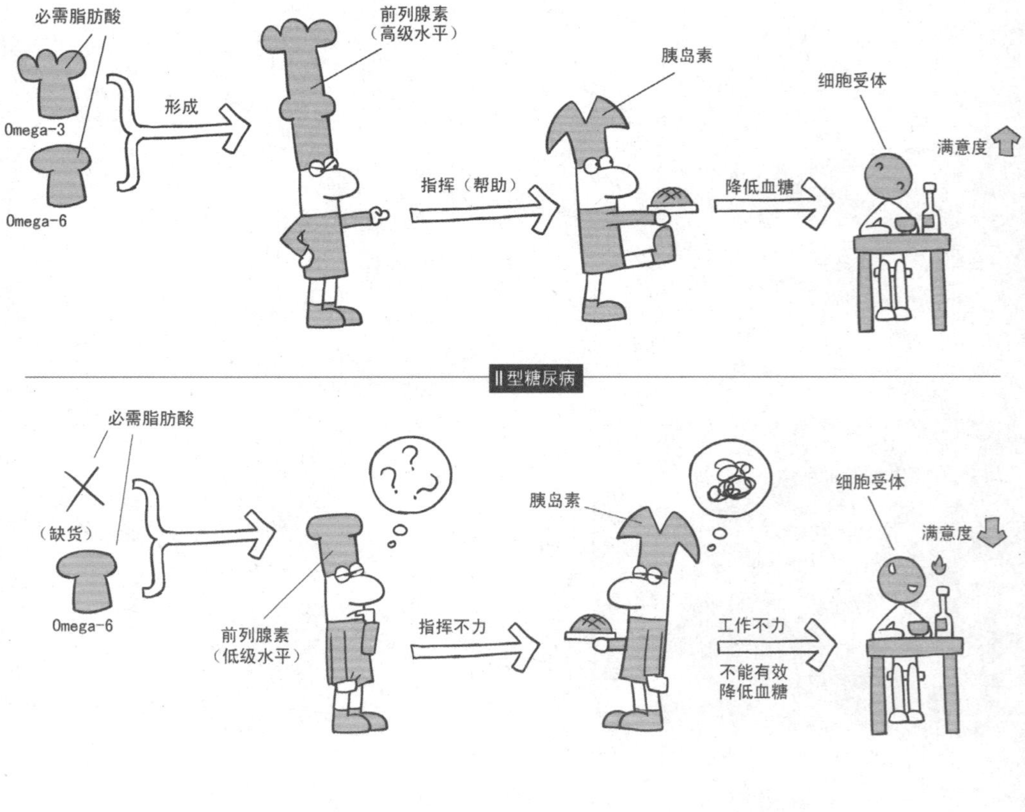

和体内的亚麻酸和亚油酸比例失调有一定的关系。借由正确选择摄入的脂肪酸达到黄金比例（亚麻酸和亚油酸的量为1∶4）后，在体内就可以转换成足够的前列腺素来帮助胰岛素发挥功效，从而帮助细胞上的受体对胰岛素产生反应，使血糖降低。

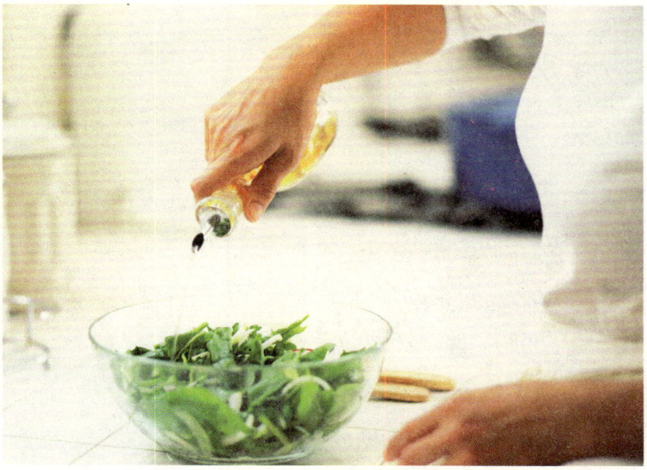

糖尿病患者血液中的高糖分会影响患者体内亚麻酸的转换，从而无法将亚麻酸转换成其他如 DHA 等衍生物。在视网膜中含量最高的多元不饱和脂肪酸就是 DHA。这就容易导致糖尿病并发症：视网膜退化。建议严重糖尿病患者补充亚麻酸的同时最好选择摄取含有大量 DHA 的食物如：深海鱼类、贝类、藻类，来避免或减缓视网膜的退化。

另外，由于 γ－亚麻酸（GLA）对于糖尿病患的神经受损可以起到缓解甚至好转的效果，所以建议糖尿病患者可适当补充富含 γ－亚麻酸的初榨月见草油或是琉璃苣油。有研究显示，月见草油可使糖尿病患者获得大量的 γ－亚麻酸，γ－亚麻酸经代谢形成 PGE1。PGE1 在体内不仅具有类似胰岛素的功能外，还可加强胰岛素的生理效应，对于稳定糖尿病患者的血糖起到很好的辅助作用。

其实回归原始的食材，多吃植物性食物是预防和治疗糖尿病的关键方法。高纤维食材往往脂肪含量较低。所以多摄取高纤维食物对糖尿病患有很大的帮助。同时在油脂的选择及使用比例上多下点工夫，一定会对病情的稳定有助益。患糖尿病并不是一天两天的问题，大多是因为长期的饮食不正常及生活习惯不好所导致的。所以要治好糖尿病也不是一天两天的事，一定要从饮食下手，改变生活习惯。这才是抗病的关键。

现代儿童健康

优质的脂肪摄取是孩童健康成长的必要元素，但却常常被家长忽略，忽略的代价就是牺牲了孩子的健康。当我们走到西式快餐店时，常常可以看到一家人在庆祝小孩的生日，快餐也成为家长奖励孩子在学校的优良表现的方式。一餐西式快餐常常可以摄取到超过 50 克油脂。除了西式快餐， 出于疼爱孩子的心， 现今很多父母都希望满足小孩的要求，购买很多垃圾食品如：汽水、零食、糖果等。这些食品都有一个共通性，那就是高热量、高脂肪、高糖分、高食品添加剂、低纤维与低营养素。

如果任由小孩长期外食，经常吃各类西式快餐或包装零食，长期下来，正在成长发育中的孩子的身体得不到需要的营养，各种疾病和心理问题将会一一浮现。

★儿童早熟

我们不难发现，现在的小孩大部分都比以前发育得快，并有早熟的状况。有部分原因是在饮食中大量地摄取动物性脂肪，其中大部分又是经由现代集体饲养出来的动物，它们大多数都是在饲养的过程中食用了大量的激素。过去天然饲养鸡需要约 100 天的生长周期，现在靠激素只需 30 天就可以成熟上市。而最后这些肉制品中所残留的激素一次次地经由饮食进入我们的身体。

激素是种脂溶性的物质，所以当身体从外界环境中摄取到激素时，激素会跟随食品中的油脂成分一起被身体吸收，并且干预身体的内分泌系统，从而导致内分泌紊乱。很多现代的文明病如，过敏、痛经、不孕、肿瘤，都和激素摄取有关。

此外，大型国际快餐生长基地为了避免集体饲养的动物染上流行病，在防疫方面也下了很大的工夫，抗生素使用量绝对不会少。而绝大多数抗生素也是脂溶性的，同样也有可能随着食用肉制品进入消费者体内。

洋快餐在料理过程中为了要增加食品的香味，往往使用了大量的油脂。例如，在一个鸡肉汉堡包中脂肪含量可达到 20 克。想想，吃一个汉堡包就把中国营养协会推荐的每日 25 克的油脂的摄取量的 4/5 用完了。一般套餐中都还会配上薯条或是鸡块，这样的一餐可以说把两天的油脂摄取量在一餐中就摄取完。长期下来，孩童的肥胖问题必然随之而来。

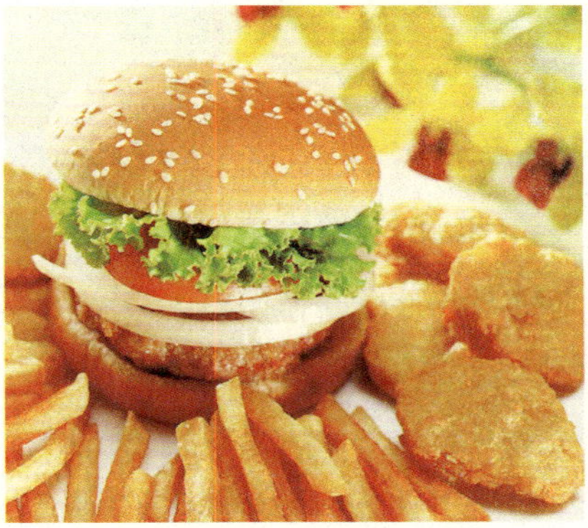

食用了现代追求快速与低成本的食品工业所生产出的食品，代价就是各种慢性疾病的产生。这也是为什么我们现在可以见到越来越多的孩子患上肥胖、高血压、糖尿病等疾病。很多过去我们只能在成人或老年人中见到的疾病，现在都可以在孩子中见到。

★孩童心理健康

值得大家深入了解的是，必需脂肪酸对孩童的发育有关键性的影响。从精子和卵子相遇的那一刻，必需脂肪酸就开始了对胎儿的影响。必需脂肪酸是构成卵子的重要原料。胎儿的头三个月是发育神经系统的重要阶段。而必需脂肪酸中的亚麻酸 (Omega–3) 是构成胎儿脑部与神经的关键元素。研究发现，在幼儿的成长阶段，脑中和视网膜上含有很丰富的DHA。这也是为什么奶粉厂家都会添加DHA来加强卖点。其实只要提供孩童足量的亚麻酸 (Omega–3)，在体内就可以自行转换成 DHA。核桃及腰果等坚果中都含有大量的亚麻酸。这也是为什么我们常说吃核桃补脑的原因。此外，亚麻酸在亚麻籽、苏籽中含量都特别高。将亚麻籽或苏籽磨成粉后加到孩童的食物中就可以轻易地增加亚麻酸的摄取量，同时也不需要担心摄取过度。

最近，儿童心理疾病的问题渐渐浮上台面。过动症、自闭症都是现代父母耳熟能详的儿童心理疾病问题。体内必需脂肪酸的失衡是造成近期儿童心理问题逐日递增的原因之一。其实这和饮食也有很大的关系。之前提到必需脂肪酸（Omega–3 与 Omega–6）对于孩童神经系统的发育起着非常关键的作用。如果在孩童幼年时吃过多的西式快餐或是零食，摄取到过多的动物性脂肪及反式脂肪酸的话，孩童体内会使用这些劣质的原料来建设自身的神经系统。脂肪在神经系统中最主要是用来形成包裹神经的“许旺细胞”（Schwann cells），这就好像家里常见包围电线的塑料绝缘体。我们可以想象，如果工厂使用劣质原料来制作电线外围的绝缘体的话，非常容易发生漏电起火的危险。同样地，因为摄取到劣质的原料，使得孩童的神经传输发生信号遗漏，信号不全的问题就会常常发生。脑中有上亿个神经元，互相通过神经来沟通，任何一个信号发生问题都会产生相应的问题。于是产生了小孩该睡觉时睡不着，该安静时静不下来等令父母头痛的问题。

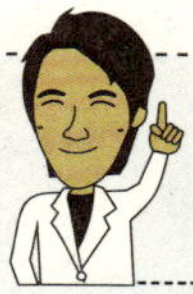

傅老师 健康提点

众所皆知，母乳是对于婴幼儿来说最完美的食品。一般来说，如果没有其他特殊的情况，都建议母亲最少要喂食婴幼儿半年的母乳。母乳最长可以喂到 2 岁。母乳的乳汁中含有完美比例的各类营养素，适合婴幼儿阶段快速的成长发育所需。母乳尤其对于婴幼儿的免疫系统的发育起到关键的作用。吃母乳的婴幼儿不易发生过敏问题。

而母乳中的营养成分和母亲的饮食习惯有很大的关系。日常生活中的营养摄取，完完全全地反映在母乳中。调查发现，美国妈妈的母乳中所含的必需脂肪酸——亚麻酸和 DHA 含量都只有过去的 1/4。

前面提到，婴幼儿时期是人一生当中脑部发育的关键阶段。婴儿在 18 个月大时，脑部的重量是出生前的四倍。脑部发育时需要大量的亚麻酸和 DHA 及 ARA。这时必须依靠母乳中所含的这些营养素来支撑孩童脑部的发育。

所以对于刚生完宝宝又有计划喂食母乳的妈妈们，强烈建议在饮食中补充亚麻酸及 DHA。亚麻酸可以借由每日摄取约 15 毫升的亚麻籽油、火麻籽油等亚麻酸含量高的有机初榨油来补充。在母亲体内亚麻酸就可以转换成 DHA。同时为了确保摄取到足够的 DHA，每日再额外摄取 500 毫克深海鱼油胶囊即可。

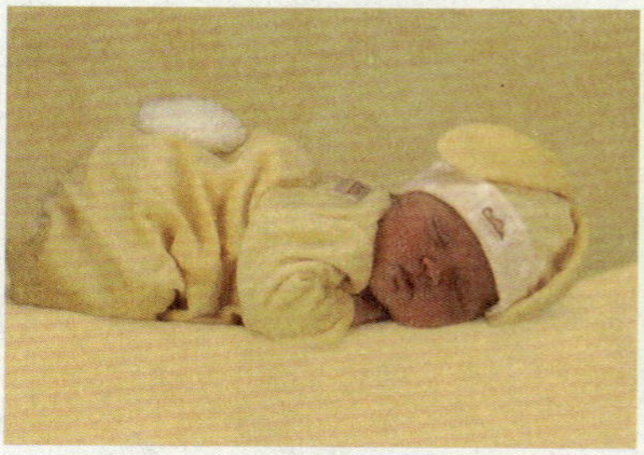

★过动症

过动症是近年来常见的儿童问题。过动症的儿童明显比正常儿童的注意力不集中，无法安静下来，好动，经常会发生一些过激的行为。有过动症的孩子在学校也无法和正常孩童相处，在家中独处时也需要家长特别的照料，无形中增加了社会成本和家长的生活压力。

研究发现，现代饮食中大量缺乏亚麻酸，造成了孩童在婴幼儿时期中亚麻酸和亚油酸严重失调。过动症的孩子血液中的 DHA 浓度比正常孩童低。我们知道，DHA 对于孩童脑部正常发育起到关键的作用。过动症的孩童容易罹患气喘、湿疹、过敏、皮肤病等症状。这些症状都和成人长期严重缺乏亚麻酸时会发生的症状一致。

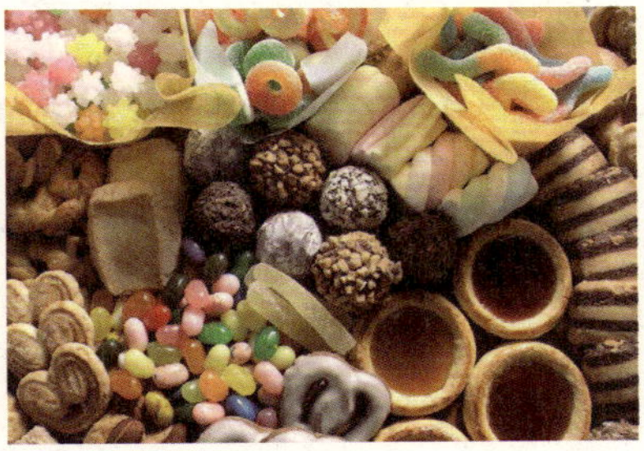

零食可以说是孩童过动症的罪魁祸首。零食中的反式脂肪酸对于亚麻酸在体内的正常生理转换也会产生干扰，使得亚麻酸无法正常转换成孩童发育所需的DHA。同时，零食的特点往往是高脂肪、高糖分、低营养素。这些因素导致了现代儿童过动症的得病率远远高于过去。

对于患有过动症的孩童来说，直接补充 DHA 是很必要的。可以通过摄取深海鱼、深海鱼油胶囊或是海藻类的食物来补充 DHA。同时注意日常生活中亚油酸的摄取量，尽可能达到亚麻酸与亚油酸的摄取比例为 1:4。

★自闭症

自闭症是一种完全相反于过动症的孩童心理症状。自闭症的孩童完完全全生活在自己的世界中。自闭症的孩童不善于表现情绪变化，在语言表达能力上也相对落后于正常儿童。

美国斯坦福大学研究人员发现，自闭症的发生和体内免疫系统异常有很大关系。在在自闭症儿童的血液样本中发现一种抗体，这种抗体会干扰脑中血清素的产生，同时也会降低血清素在体内的功效（血清素有助于镇定情绪、解除焦虑）。而此抗体的产生多与儿童免疫系统异常有关。必需脂肪酸是组成免疫系统中各类免疫细胞的重要原料。因此，在饮食中让孩童摄入正确比例的亚麻酸和亚油酸，对自闭症症状可以起到一定的缓解作用。

其实， 减少外食，多食用天然食材，少吃各类包装食品，就可预防很多问题的发生。看似简单的方法，父母亲却常常以“没时间”、“工作忙”等理由，改以用方便获取的包装食品来满足孩子的口腹之欲，导致各种问题。这正是用金钱来买疾病的真实写照。

一般来说，孩子的口味在 14 岁前就基本固定了。很多留学生出国，不管到了哪个国家，对家乡菜往往是无法忘怀的。也就是说， 孩子在 14 岁前的口感是有很大的可塑性的。如果在这段时间父母亲没有给予孩子正确的饮食观念的话，孩子今后往往会养成不良的饮食习惯。不难发现，在 14 岁前习惯大油或重口味的包装食品的孩子，成年后的口味往往是越吃越重，包装食品也是越吃越多。反而是那些在小时候给予天然清淡饮食的小朋友，成年后有更敏感的味觉来辨别哪些是天然口味，哪些是人工调味的食物。

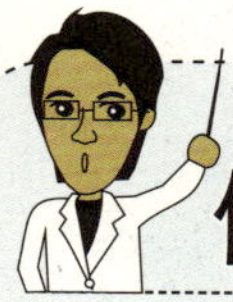

傅老师 | 健康提点

市面上可以见到鱼肝油和深海鱼油。这两种看起来都是鱼油的保健品，却是补充完全不同的营养成分，千万别把它们混淆了。鱼肝油萃取自鱼类的肝脏，主要是补充维生素 A。而深海鱼油是将深海鱼肉中的脂肪酸萃取出来，主要补充亚麻酸、EPA 和 DHA。

市场上深海鱼油的价格差距极大。首先应挑选来自大厂家的鱼油来避免重金属残留的问题。大厂家在选购原料时往往会挑选污染相对较少的海域，同时还会时时监控产品中的重金属残留浓度。鱼油胶囊的包装也是很重要的。必须选择完全不透光的包装，避免外界光线对油品的破坏。同时，每次购买后先取出一颗胶囊，挤出其中的鱼油闻一下。如果闻到浓郁的鱼腥味或臭油味，说明鱼油的品质不太好。品质好的鱼油闻起来应该是只有淡淡的鱼腥味。

5

Part 5

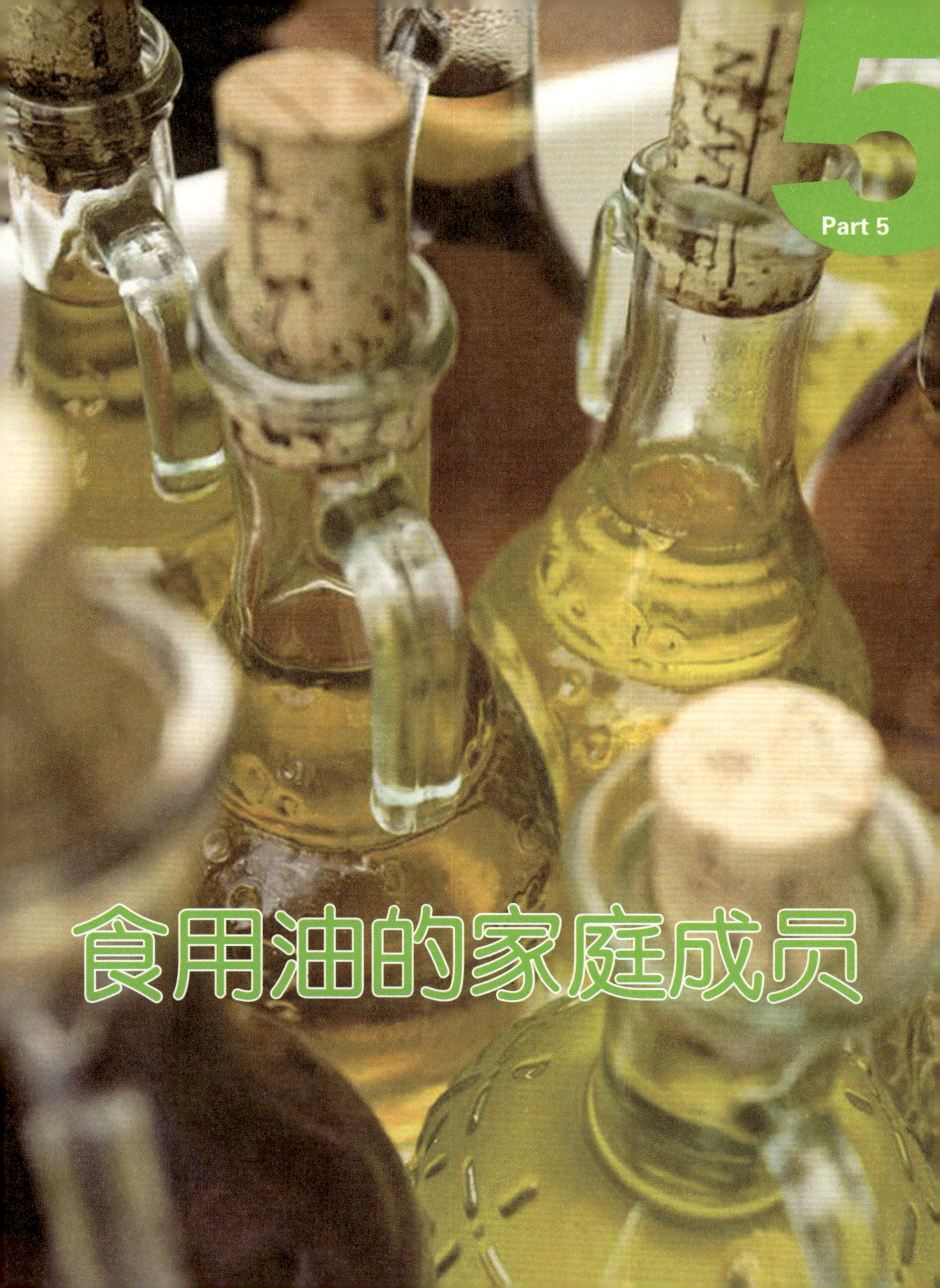

食用油的家庭成员

逛超市的困惑

终于等到周末了！老公回家后提了两大桶色拉油，说是公司发的福利。文文看到后惊讶地说道："不是吧！人家公司小莉说，现在都吃橄榄油才健康！我们才说要立志减肥的。这么多色拉油，怎么吃得完啊！？"虽然不知道橄榄油为什么好，文文还是在周六去商场时决心也买一瓶试试。但是站在食用油的货架前，文文看花眼了。货架上有"初榨橄榄油"、"橄榄调和油"、"橄榄多酚油"等产品。有塑料瓶装的，有用黑玻璃瓶装的；有大瓶，也有小瓶的；有一瓶300元的，也有一瓶50元的。琳琅满目与橄榄油相关的产品，再加上几个促销员围绕着说，她更是无法理解，究竟买哪个才是好的。"看来我得做足功课才能买到对的食用油，不然可成了冤大头了！"

看到文文在超市食用油货架前遇到的窘境，不知大家是不是都有过同样的遭遇。对自己与家人每天吃进肚子里的东西，当然要审慎选择。其实要做到我们所提到的"油脂多样化"的目标前，要对每种市售的食用油有基本的了解才行。

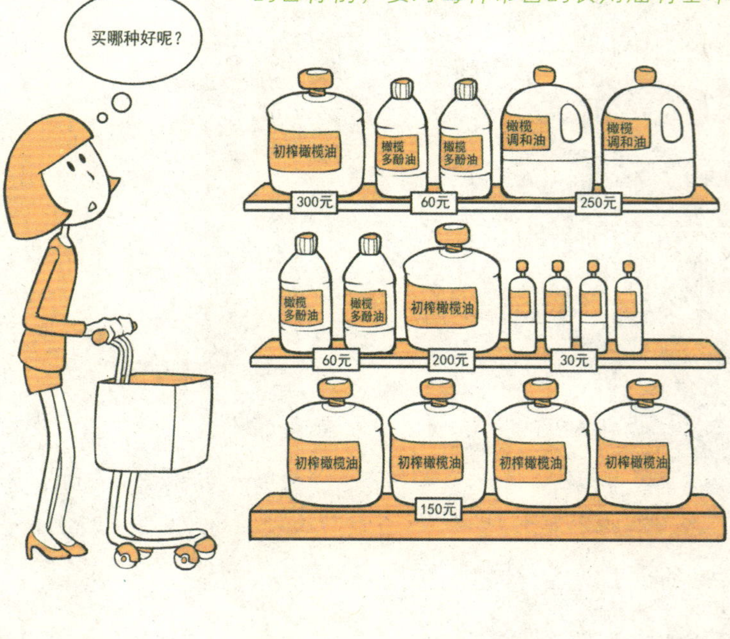

精炼油系列

★葵花籽油

葵花籽油非常适合中老年人食用。

葵花籽油是从我们日常生活中常嗑的葵花籽中提取出来的油品。用葵花籽油炒的菜味道清香而不腻。加工精炼后的葵花籽油色泽金黄，澄清透明。一般市场上可以购买到的葵花籽油多为精炼过后的葵花籽油，适合日常炒菜使用。过去它并不是国人的传统用油。比起大豆油、花生油等大宗用油，葵花籽油只能算得上是小众产品。但近几年因为国人对于健康的意识越来越强，口味相对清淡的葵花籽油慢慢地成为国人炒菜油的首选。

●原料

葵花籽就是向日葵的种子。向日葵又称太阳花，属于一年生植物，向日葵成熟后可

葵花籽油的脂肪酸含量

- 脂肪酸
  - 饱和脂肪酸 12%
  - 不饱和脂肪酸 88%
    - 单元不饱和脂肪酸（Omega-9）16%
    - 多元不饱和脂肪酸 72%
      - 亚麻酸(Omega-3) 1%
      - 亚油酸(Omega-6) 71%

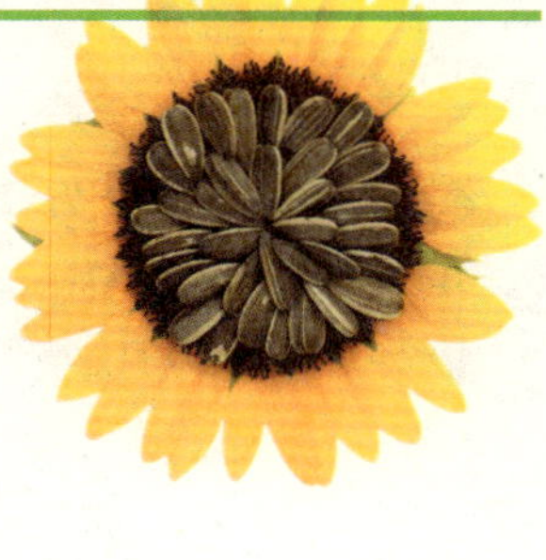

* 冒烟点：177℃（半精炼）　* 适合料理方式：中小火炒，水炒

以长到3米高。严格来说，种植葵花籽的基地会将油用型和食用型的葵花籽分开种植。这两种葵花籽相比起来，油用型的葵花籽含油量可达40%以上，同时，壳较薄，易于加工。食用型的葵花籽含油量较低，但是粒大饱满，适合嗑食。我国主要生产葵花籽的地区集中在新疆、内蒙古、山西、吉林、黑龙江五省。

●营养成分

一般市面上的葵花籽油中，脂肪酸主要以亚油酸为主，亚麻酸含量较低。这个特性让葵花籽油成为一款适合精炼加工的炒菜油。精炼过后的葵花籽油呈金黄色，耐高温，适合高温烹调。但因为其脂肪酸结构以亚油酸为主，应谨慎摄取，切勿过量，以免造成亚麻酸和亚油酸的比例失衡。建议每人每日使用葵花籽油的量不超过20毫升。

葵花籽油中富含脂溶性的维生素E（当中以生育三烯酚为主）。各项研究报告指出，相较于一般市售的植物油中，葵花籽油中所含的维生素E在抗氧化、降低胆固醇和减缓糖尿病症状的功效上都比较好。所以葵花籽油非常适合中老年人食用。

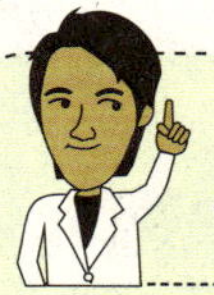

傅老师 | 健康提点

大家都听过维生素E，也都知道维生素E是一种抗氧化剂，可以缓解体内氧化作用，起到延缓衰老的功效。维生素E可分为生育酚和生育三烯酚。近期有越来越多的研究报告显示，在抗氧化、降低胆固醇方面，生育三烯酚比生育酚的效果更好。所以大家在挑选维生素E保健品时，一定要注意其中所含的维生素E是生育三烯酚还是生育酚。

●选购方式

市面上有许多知名品牌厂家生产葵花籽油。如前面所提，精炼后的葵花籽油应该呈清澈透明的金黄色。葵花籽油原料本身的特性并不容易形成沉淀物。在选购时注意包装是否完整，回家后，把油打开，先闻是否有臭油味。使用油壶来分装，了解每日的食用量。保存在阴暗处并远离火源。

葵花籽油以亚油酸为主要成分。为防止体内脂肪酸不平衡，市场上出现了一种法国品种的葵花籽，其中的脂肪酸含量和橄榄油非常相似。特别的是，这种葵花籽油含有80% 的油酸，12% 的亚油酸和 8% 的饱和脂肪酸。因为其中以油酸为主要的脂肪酸，这种葵花籽油被称为“高油酸葵花籽油”。相较于传统的葵花籽油中含有 71% 的亚油酸，高油酸葵花籽油中只含有 12% 的亚油酸。选用这种高油酸葵花籽油可以有效地减少日常生活中亚油酸的摄取量，对恢复脂肪酸黄金摄取比例起到很大的作用。

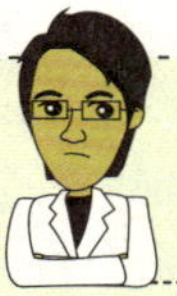

傅老师 健康提点

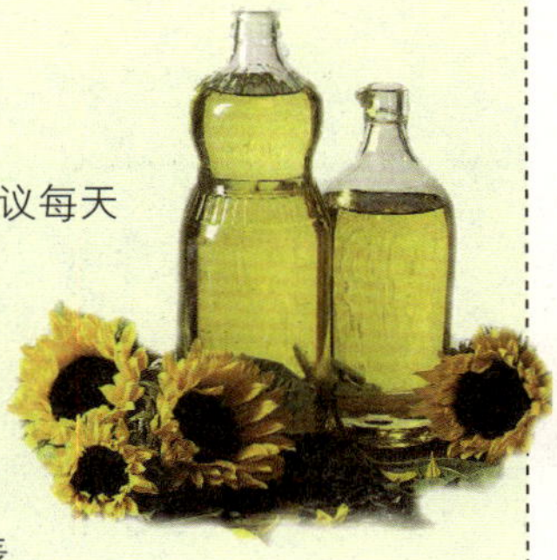

葵花籽油还有另一种妙用。在美国自然医学疗法中，建议每天早上起床后用有机冷压初榨的葵花籽油来漱口 10 ~ 15 分钟。漱口过程就像用水漱口一样，不需要特别大力。保持葵花籽油在口中重复搅动 15 分钟。在这 15 分钟还是可以准备早餐、换衣服、整理书包等。时间到后就将漱完的葵花籽油吐出后，再刷牙。如果吐出的葵花籽油变成乳白色，代表您将体内的废物借由葵花籽油排出。一般来说坚持一到两个月，漱完后吐出的葵花籽油慢慢变清澈，不再那么乳白了。葵花籽油漱口对于有口气的人也很有效果。这种方式不会和任何其他疗法产生冲突，而且简单、容易执行，费用也不高。如果找不到有机冷压初榨的葵花籽油，尽量选择有机的葵花籽油来代替。需要注意的是，用葵花籽油漱口一定要是在空腹的情况下做才有效。所以，早上起床后第一件事就是漱口。甚至要在喝水之前就漱口。读者只要每日早上坚持执行，一到两个月后大多都可以看到体质上的明显进步。

★大豆油

大豆油的优势是含有卵磷脂，有助于改善糖尿病，或是过敏等症。

大豆油是世界上最常用的食用油之一，是我国国民，特别是北方人的主要食用油之一。大豆油富含多种宝贵的营养成分，在加工成成品油后必须注意保鲜。大豆油的颜色较深，炒菜遇热后比较容易起泡。市面上的大豆油大多是精炼油，适合炒菜。

●原料

大豆油又称黄豆油。顾名思义是由黄豆压榨加工而来的。主要生产于我国东北、华北、华东和中南各区域。与其他油脂原料相比，黄豆的含油量低，只有 16% ~ 24%。为了实现最大的效益，厂家在压榨黄豆的过程中一般会使用浸出法来获取黄豆中大部分的油脂。所以市面上能看到的豆油，大多都是由浸出法所生产出来的成品油（关于浸出油的概念请翻阅第 43 页）。由于黄豆原料市场上充斥着各种不同类型的转基因大豆，在挑选豆油时也可借由仔细阅读标签来了解产品的原料中是否使用了基因改造的黄豆，进而做较合理的选择。

大豆油的脂肪酸含量

脂肪酸

- 饱和脂肪酸 14%
- 不饱和脂肪酸 86%
  - 单元不饱和脂肪酸（Omega-9）26%
  - 多元不饱和脂肪酸 60%
    - 亚麻酸（Omega-3）8%
    - 亚油酸（Omega-6）52%

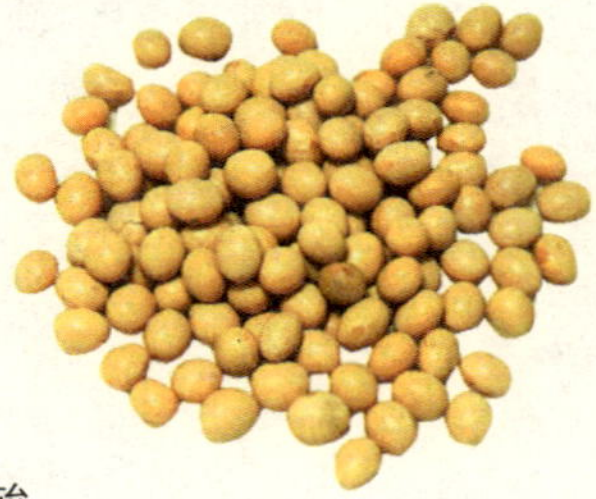

* 冒烟点：232℃（精炼）　* 适合料理方式：煎炸，中小火炒，水炒

●营养成分

大豆油是所有常见精炼炒菜油中亚麻酸含量最高的，是葵花籽油、花生油、葡萄籽油的 8 倍以上。但是可惜的是，这在用于热炒的烹调油中并不是个优势。在第二部分中提到，亚麻酸是一种怕热怕光的脂肪酸。在经过高温烹调，或是长期储存后，大豆油中的亚麻酸很容易被氧化掉。一般厂家都会在大豆油中添加 TBHQ（特丁基对苯二酚）抗氧化剂来避免大豆油内含的亚麻酸氧化而造成油臭味。美国现在有出产一种转基因黄豆，它含有较少的亚麻酸，从而可以减

少精炼大豆油中 TBHQ 的使用量。但是同样的，长期食用转基因食品的安全性还有待观察。

在大豆油中最为人知的营养素就是卵磷脂。大豆油中含有约 2% 的卵磷脂。可以说是在市场上常见油品中含有卵磷脂最高的油品。在精炼过程中，大豆油可以分离出不同纯度和类型的磷脂。市场中常见的大豆卵磷脂就是从大豆油中萃取分离出来的。黄豆中的各类磷脂可运用在化妆品、医疗行业、保健品行业或是当做食品添加剂来使用，运用程度及营养价值极高。这也是为什么初榨大豆油的营养价值高于精炼大豆油的地方。

●选购方式

大豆油是市场中主要油种之一。在正规大卖场中所销售的大豆油多为品牌油种。这些品牌油厂对于品质规范有严格的要求。消费者需要注意包装是否在运输中有破损，保存期限长短等常规项目。

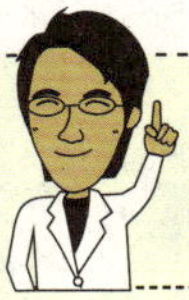

傅老师 健康提点

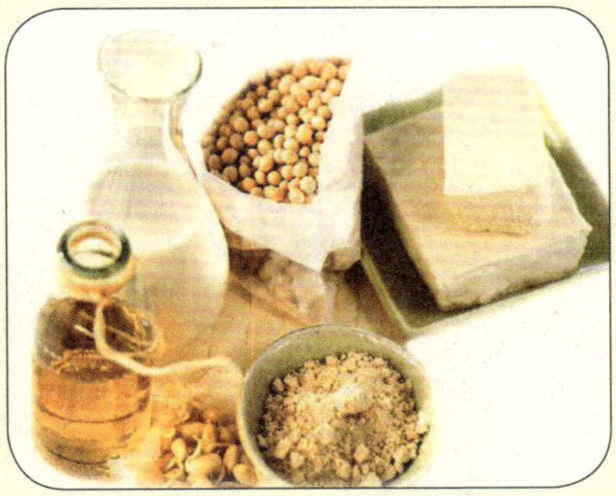

卵磷脂可以改善消化功能，同时也是维持神经系统正常运作的重要原料之一。体内消化油脂的过程中都会用到卵磷脂，它将大滴的脂肪酸分解成细小的脂肪小滴。所以说卵磷脂对于脂肪消化及分解运用起到很大的作用。卵磷脂也是体内细胞膜上的重要原料。细胞中许多物质的进出都需要经过细胞膜。慢性疾病中的糖尿病，或是过敏都是和人体细胞膜的缺陷有关。补充卵磷脂对于改善这些症状有明显的效果。

即使大豆油中所含的磷脂大多在精炼的过程中被分离，有时还是会有少量的磷脂存留在大豆油中。我们知道，磷脂对于身体的许多生理反应有很好的帮助，这在其他油品中很少见。所以老年人可以适当地使用大豆油作为烹调用油。

但是如果您是在传统超市中购买大豆油的话，可能就会见到包装标示不清的产品。这时要如何挑选大豆油呢？首先，豆油作为炒菜油的一种，需要经过精炼加工过程。精炼过程中会将油中的各类杂质都分离出来。如果在大豆油瓶底见到沉淀物的话，就表明精炼过程不规范。另外，经过精炼的大豆油颜色应该是清澈透明的金黄色。如果发现大豆油油质混浊，有可能是掺入了其他物质。开瓶后也可用加热过程来辨别油品的质量。大豆油放入干锅内加热，如果发出“吱吱”声，表明油中有可能掺了水。这些都是鉴别大豆油品质的直观方法。但最可靠的方式还是选择品牌油厂生产、标示清楚的产品为宜。

★花生油

花生油含丰富的油酸和锌，有助于减少心脑血管疾病的发病率，促进儿童大脑发育。

花生又被国人称为“长寿果”或“长生果”。我国是花生生产和消费大国。生产出的花生仁有一半都拿来榨油。花生油就是由花生仁压榨而成的。花生油具有令人难以抗拒的花生香味。所以花生油可以说是中国人的橄榄油。市面上的花生油多为精炼油，适合炒菜使用。

●原料

花生油的原料为花生仁。花生仁含油量高，可以达到50%左右。所以在市场上比较容易找到“非浸出”或称“纯物理压榨”工艺加工出来的油品。由于花生原料不易保存，而且容易在保存过程中产生“黄曲霉毒素”，所以市面上的花生油多为精炼油。因为精炼的过程可以有效地减少黄曲霉毒素在花生油中的含量。花生油本身的脂肪酸结构，使得其在遇冷时容易起沉淀物。因此，在较冷的地区看到花生油包装中有沉淀物的话，应该属于正常现象。温度稍高，这些沉淀物就会消失不见。

●营养成分

从花生油中的脂肪酸结构中可以看到，花生油中的油酸含量非常高，可以说在市场上除橄榄油以外油酸含量最高的油品。摄取适量的油酸可以有效减少心脑血管疾病的发病率。花生油在耐热度和价格上都比橄榄油有优势。口味也比较被国人接受。同时花生油内含了较高比例的油酸以及较低含量的亚油酸，正符合了现代人应尽量减少亚油酸摄取的需求。可以说花生油是一种较适合现代人食用的炒菜油。

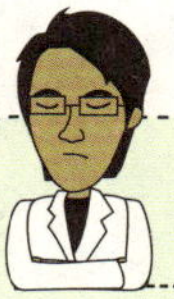

傅老师 | 健康提点

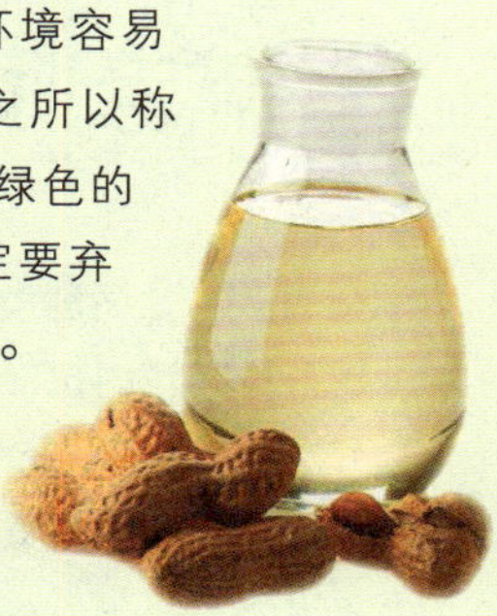

黄曲霉毒素是真菌所产出的一种毒素。在高温高湿的环境容易产生黄曲霉毒素，容易在花生及玉米储存的过程中产生。之所以称作黄曲霉毒素是因为受到真菌感染的原料外表大多会带有黄绿色的霉菌。在家中如有玉米或是花生外表发现黄绿色的霉菌一定要弃之不用。1993 年世界卫生组织将黄曲霉毒素列为 1 类致癌物。黄曲霉毒素可以诱导人类正常细胞癌变，是一种毒性极强的物质，尤其对于肝脏有直接的破坏作用。我国对于食品中的黄曲霉毒素浓度有严格的要求：每千克花生油中黄曲霉毒素含量不得超过 20 微克（0.00002 克）。这也是为什么在市场上的花生油大多为精炼油的缘故。因为在精炼的过程中，可以经由脱臭步骤和运用活性白土来将黄曲霉毒素吸附，从而有效地减少黄曲霉毒素的含量。

花生油的脂肪酸含量

脂肪酸

- 饱和脂肪酸 19%
- 不饱和脂肪酸 81%
  - 单元不饱和脂肪酸（Omega-9）53%
  - 多元不饱和脂肪酸 28%
    - 亚麻酸（Omega-3）0%
    - 亚油酸（Omega-6）28%

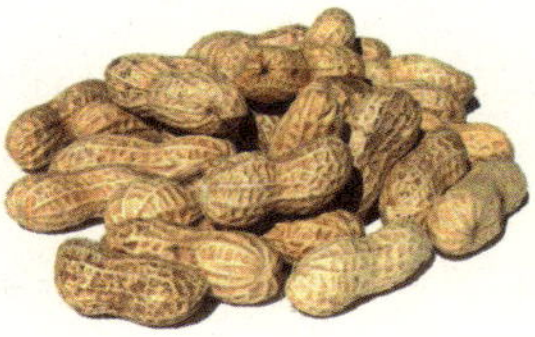

* 冒烟点：232℃（精炼）　　* 适合料理方式：煎炸，中大火炒，水炒

另外，每百克的花生油中锌的含量达到8.5毫克，这是玉米油的30倍，大豆油的7倍。锌可以促进儿童大脑发育，同时也可预防老年痴呆症的发生。在花生油中除了油酸，还含有另外两种营养素称为“β－谷固醇”和“白藜芦醇”。这两种营养素可以有效地减少血小板聚集，预防动脉硬化的发生。

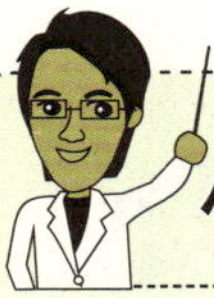

傅老师 | 健康提点

白藜芦醇是多酚类物质的一种。多酚类物质是一种很强的抗氧化剂，对体内自由基清除有极强的效果。花生油中含有白藜芦醇。其实这种物质在花生果皮中的含量比在花生油中高出很多。可以将吃剩的花生壳放入茶中，让这些营养素释放出来。但一定要留意花生壳没有发黑或发霉，千万不要放入被黄曲霉毒素污染的花生壳。

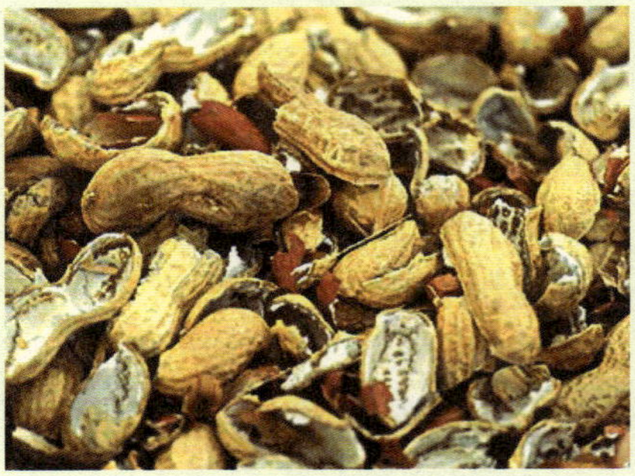

●选购方式

花生油在国内的油品市场中是大宗产品。只要是到正规渠道购买，都可以买到符合国家规范的产品。在购买过程中要注意保存期限，以及是否为物理压榨。同时只要掌握一些花生油外观的特性，要选到一瓶优质的花生油一点都不难。

花生油的颜色在所有油品中较深。经过精炼的花生油是清澈透明的，但是因为花生油脂肪酸的结构特性，遇冷很容易产生沉淀物。而当温度上升后这些沉淀物就会消失。所以，如果您购买的花生油保存在室温中还是有沉淀物产生的话，那就要注意这瓶花生油是否掺杂了其他的油品。再来，花生油应该闻起来有股淡淡的花生香味。如果闻到霉菌的味道，或是吃起来有苦味，发涩的味道，那有可能有黄曲霉毒素的感染。一定要弃之不用。

花生油的保存方式也适合放在干燥、阴凉、通风的地方。建议使用油壶，避免重复开关瓶装油而造成油品氧化。

★橄榄油

橄榄油有“液体黄金”的称号。

橄榄油是近年来市场上非常风行的健康油品。经过这几年的市场推广，消费者只要想到健康的油脂就会和橄榄油联想在一起。在欧洲，橄榄文化是源远流长的。从古奥林匹克用橄榄枝作为得奖者的皇冠，到罗马人用橄榄油按摩等等，都赋予橄榄以和平及圣洁的象征。橄榄油也是地中海沿岸国家主要的食用油。因其内含有各种丰富的营养素，口感清香，橄榄油有“液体黄金”的称号。

●原料

橄榄油是从新鲜的油橄榄果肉中分离出来的。橄榄油和其他油品很大的不同在于它是“果肉油”。橄榄油将橄榄果实打成浆后将油脂分离出来，而其他植物油是从还未生长的种子中压榨出来的。所以橄榄油中含有更多酚类物质，可以有效起到抗氧化的作用。国内市售的橄榄油，大多都是从地中海地区进口而来的。其中以西班牙、意大利和希腊为最主要的生产国家。国内，四川、云南等地也是橄榄的种植地区。但因为国内对橄榄油加工技术较不成熟，及消费者意识的问题，国内产的橄榄油在消费者市场中不常见到。

●营养成分

从下页表中可以看到，橄榄油中所含油酸（Omega–9）高达 72%，而相应地，亚油酸的比例较低。所以，在饮食中摄取橄榄油可以有效地将亚油酸摄取量降下来。对于恢复亚麻酸与亚油酸 1:4 的黄金比例有很大的帮助。近几年的研究报告显示，在饮食中摄取油酸可以减少心血管疾病的发生。油酸可以维持好胆固醇（HDL）的浓度，还可以降低坏胆固醇（LDL）的浓度。在市面上我们可以看到琳琅满目的橄榄油。购买时，需要注意标示。其中以特级初榨橄榄油所含的营养成分最高，因为它是经由纯物理分离工艺制作而成，所以仍保留了大部分的抗氧化剂、多酚、角鲨烯及维生素 E， 同时也保留了天然橄榄的味道及颜色。多酚及角鲨烯可以保持皮肤弹性，防止面部皱纹的产生。所以橄榄油又被称为可以吃的美容护肤品。

橄榄油的脂肪酸含量

脂肪酸

饱和脂肪酸
15%

不饱和脂肪酸
85%

单元不饱和脂肪酸（Omega-9）
72%

多元不饱和脂肪酸
13%

亚麻酸(Omega-3)
1%

亚油酸(Omega-6)
12%

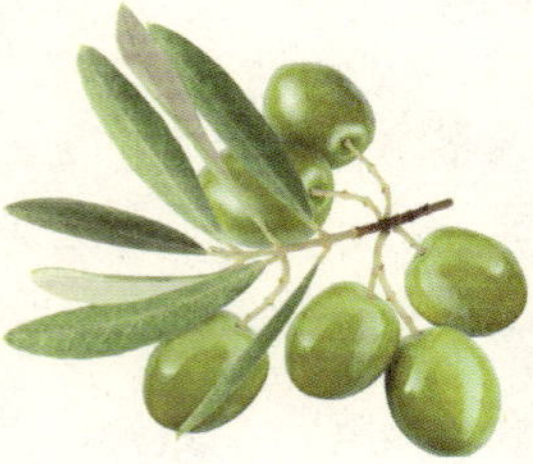

* 冒烟点：163℃（初榨）　　* 适合料理方式：小火炒，水炒，凉拌

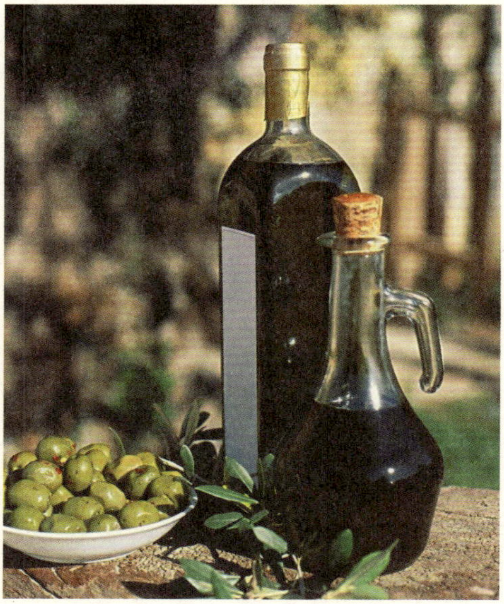

●选购方法

根据国际橄榄油理事会 2009 年颁布的《橄榄油和橄榄果渣油贸易标准》，橄榄油的名称必须按照其生产等级分为三大类，分别为初榨橄榄油、橄榄油和果渣油。初榨橄榄油是指橄榄果在制作成橄榄油的过程中只经过清洗、沉淀、离心和过滤的流程。如果有经过浸出或精炼过程的话，就不能称作初榨橄榄油。所以初榨橄榄油可以保留最多橄榄果中的营养元素，这也是橄榄油中的最高等级了。

所谓的橄榄油，就是经过精炼过程的橄榄油。第二部分中提到，精炼的步骤就是将油品纯化、分离油中的杂质，而精炼橄榄油中的其他营养元素如多酚、维生素，大多也在精炼过程中被破坏掉了。

果渣油是指初榨橄榄油分离出来后所剩下的橄榄残渣，再经由浸出的过程（使用化学溶剂，一般是己烷）把残渣中的剩余油脂分离出来。经过浸出的油脂中含有大量的化学溶剂，需要再经过精炼，把其中的化学溶剂挥发掉后方可食用。

总结这三类分级，可以了解到：初榨橄榄油是经过最少加工步骤的产品，所以保留了最多的营养元素，适合凉拌食用。橄榄油是经过精炼过程的油品，将橄榄油纯化后，增加了耐热性，适合炒菜使用。果渣油是经过浸出和精炼步骤的油品，品质最次，尤其适合高温烹调食用。

我国在 2009 年针对橄榄油标签做出了明确的规范。根据中国国家食品标签法 GB 23347—2009 的规定，橄榄油必须在标签上明确标示三项日期，分别为：

橄榄果实年份：橄榄果实的采摘年份

包装日期：橄榄油在原产国生产后的包装日期

分装日期：进口分装产品的分装日期

这三种日期必须同时标注在橄榄油标签上，让消费者了解橄榄油的详细生产时间。顺序也必须符合规范，即先标橄榄果实年份，再来包装日期，最后是分装日期。对于消费者来说，辨别橄榄油是否新鲜应该看第二个日期，也就是包装日期。这个日期是指橄榄油从橄榄果加工成橄榄油的日子，也就是真正开始计算橄榄有保质期的起点。在挑选橄榄油时注意日期的标示方式，就可以很直观地了解到橄榄油贸易商或厂家的专业度。

特级初榨橄榄油因为原料昂贵，为了降低成本， 少数不肖进口商会勾兑一些别的等级的橄榄油。一般来说，勾兑精炼橄榄油的居多。在家我们可以做一些简单的小测试来评价家中的橄榄油。品质好的橄榄油（特级初榨橄榄油）没有经过精炼，内含许多营养素，放到冰箱冷藏一小时左右会起絮状物，有些甚至会结冻。如果家中的特级初榨橄榄油放入冰箱一小时后还是清澈透明，那代表这特级初榨橄榄油应该就不是货真价实的了。读者可以用这方式直观地辨别橄榄油的品质。口感也可用来辨别，特级初榨橄榄油味道应该是有橄榄味，有些许辣味。如果味道平淡，甚至没味道，那您购买的有可能就是精炼或是经过勾兑的橄榄油了。

在购买特级初榨橄榄油时尽量选择小瓶装，开封后尽快食用完并且冷藏保存。中国人一般吃不惯橄榄油的味道，也可以选用橄榄调和油。同样还是建议，因为国内对于调和油的管理不是很到位，最好还是将各种单品油品买回家后自行调配。（调配原则可以参考第 80 页）

●挑选原装进口橄榄油

在国内超市中往往可以看到一些原装进口橄榄油。这些橄榄油的标签内容往往是以英文标注，常让人看得头昏眼花。其实掌握一些阅读标签的技巧后，自然可以从五花八门的各类橄榄油中选到最适合您的那一瓶。

在挑选这些国外进口橄榄油时，先读瓶身正面的标签。首先认清 Olive oil，这代表了这瓶油是橄榄油。接下来，了解这瓶橄榄油属于哪个等级。根据国际橄榄油理事会 2009 年颁布的《橄榄油和油橄榄果渣油贸易标准》，橄榄油标签的分级可分以下几项：

Extra virgin olive oil（特级初榨橄榄油）

Virgin olive oil（初榨橄榄油）

Ordinary virgin olive oil（橄榄油）

Refined olive oil（精炼橄榄油）

Olive oil（橄榄油）

Refined olive-pomace oil（精炼果渣油）

Olive-pomace oil（橄榄果渣油）

千万不要被这么多的英文名称给吓到了！目前，市场上 90% 以上的进口橄榄油都是 Extra virgin olive oil（特级初榨橄榄油）或 Virgin olive oil（初榨橄榄油）。因此，只要可以识别这两种的英文标示即可。

第三，了解加工方式。冷压是一种加工橄榄油的方式。经过冷压处理的橄榄油可以最大限度地保留橄榄油中的营养物质。冷压的英文标示为 cold pressed。一般来说经过冷压加工的橄榄油都会在正标上标示 cold pressed。在橄榄油加工工艺中也只有 Extra virgin olive oil（特级初榨橄榄油）会使用 cold pressed（冷压）的工艺。

旧的欧盟有机认证标识　　新的欧盟有机认证标识

在瓶身正面有时也会见到 Organic（有机）这个单词。这表示这瓶橄榄油是使用有机原料，并且符合有机加工原则所制作出来的有机橄榄油。有机原料产量有限，一般都会比常规原料贵，并且对于加工环节有更多的要求。所以有机橄榄油都会比一般橄榄油贵 50% 左右。当消费者看到正标上有标示 Organic 字样，或是在价牌上有标明有机橄榄油时，一定要在瓶子上寻找有机认证标章。市场上的橄榄油大多都是从欧洲进口来的。因而瓶身上应该有欧盟的有机认证标章。

橄榄油可以说是欧洲各国的特色产品。在欧洲主要的橄榄油产地有 Spain（西班牙），Italy（意大利）和 Greek（希腊）。这三地都是著名的橄榄油产地。当然每个贸易商都会对每个产地的特性大做文章。其实评断橄榄油品质最主要的还是以国际橄榄油理事会分级为主。产地上的差别大多体现在口味上，因为使用不同地区的橄榄原料会使口味有所不同。而在营养成分及品质上，只要是属于同一等级的就不会有太大的差异。

再来看瓶身背面的标示。背标上往往有更多密密麻麻的英文字，基本上是对该瓶橄榄油的特色做简单的介绍。对于关心到底这瓶橄榄油内容物的消费者，可以注意以下几部分的文字：

· Ingredients。这部分是内容物的意思。一般来说如果是纯橄榄油的话在 ingredients 后应该是 100% extra virgin olive oil 或只有 olive oil。如果有看到其他的内容物的话就代表这不是百分之百的橄榄油。

· Nutrition Facts。在很多进口食品的背后都可以见到一个白色的表格，是由很多英文和数字组成的营养成分表。在橄榄油中最主要是要注意 Total Fat（总脂肪含量）和 Monounsaturated fat（单元不饱和脂肪酸）的比例。如果把 Monounsaturated fat（单元不饱和脂肪酸）的重量除以 Total Fat（总脂肪含量）所得到的百分比应该在 72%~80%，表明该瓶橄榄油是纯正的。如果计算后不是在这个数值区域，就应该要注意这瓶橄榄油是否纯正了。

右图中 Monounsaturated fat（单元不饱和脂肪酸）含量为 11 克，Total Fat（总脂肪含量）是 14 克。11g/14g × 100%=78.57%。78.57% 是在 72%~80%，符合纯正橄榄油应有的脂肪酸比例。

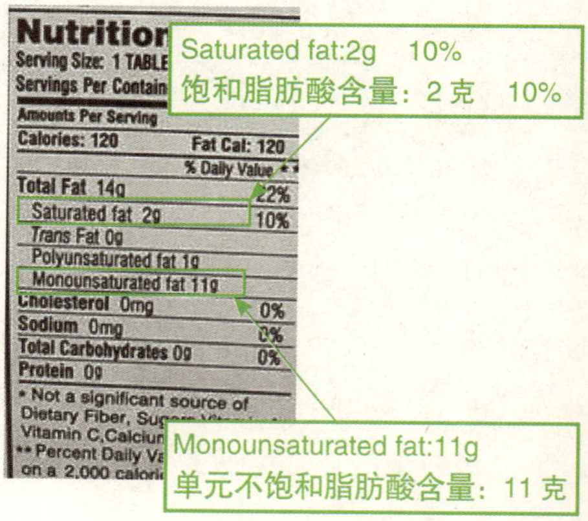

· 在营养成分表中还有一些关于其他脂肪的表述，如 Saturated fat（饱和脂肪酸），Trans fat（反式脂肪酸）和 Polyunsaturated far（多元不饱和脂肪酸）的含量。如图例中的橄榄油含有约 14% 的饱和脂肪酸（2g /14g × 100%=14.28%）。其他有如 Cholesterol（胆固醇），Sodium（钠），Total Carbohydrates（碳水化合物），Protein（蛋白质）含量都可以从营养成分中了解到。不过原则上只要是植物油都不含胆固醇、钠、碳水化合物和蛋白质。

· 最后就是要注意保存期限。通常保存期限都会标示在背标上，前面会以 Best before 或是 Expire at 进行提醒，表示应在后面标注的日期之前食用完毕。原装进口的油品大多是印上保存期限而不是生产日期。这样消费者可以更直观地了解到这瓶油的新鲜度。一般来说从欧洲经由海运最后到国内超市上架的时间最快也要两个月的时间。如果购买到所谓的原装进口的橄榄油但却是在生产日期两个月以内的话，就要注意油品的可靠性了。

●食用方法

从分级中可以了解到每种橄榄油都有不同的食用方式。一般来说，品质越好的橄榄油含营养素越多，味道也会越浓郁。消费者在市场上挑选橄榄油时，往往希望选购品质较好的橄榄油。但是如果您选购橄榄油的原因是希望替换家中的炒菜油时，那么选择原装进口或是高质量的橄榄油其实是浪费了好东西。高品质的橄榄油因为内含很多营养元素，遇热后油中部分营养素将被破坏掉，烹调过程中还容易起油烟。因此，这类橄榄油不适合高温烹调。高品质的橄榄油其实最适合作为调味料、拌酱、凉拌使用或是中低温烹煮，这样，既可保存油中的营养素，又可尝到橄榄油那清新爽口的风味。而如果想用橄榄油炒菜的话，其实使用橄榄油或是果渣油等级就很合适了，价格适宜，还比较不易起油烟。

在使用橄榄油烹调时需要注意的是，橄榄油遇热后容易膨胀。炒菜时放入较少的油就可以达到平时用油量一样的效果。所以用橄榄油也可以减少日常烹调油的使用量。

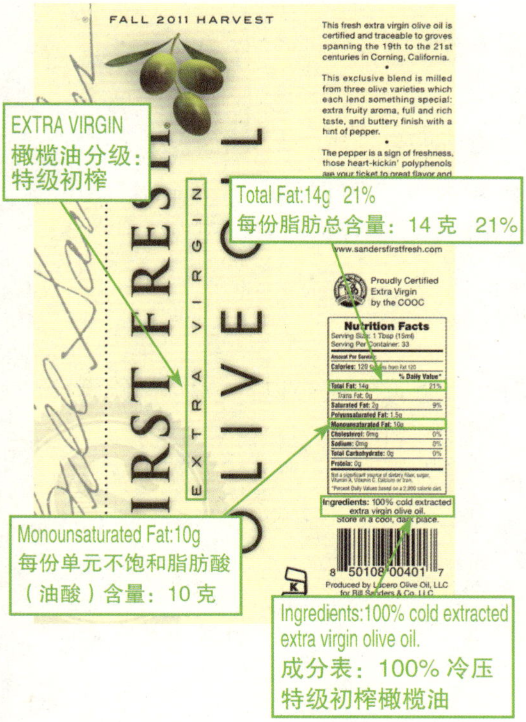

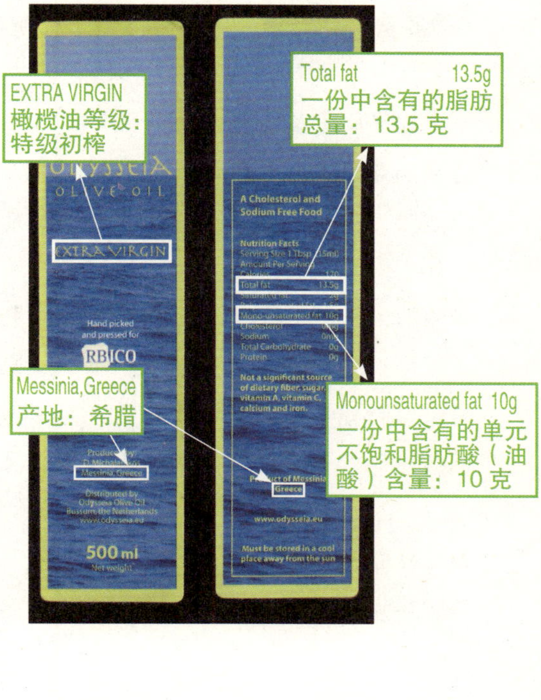

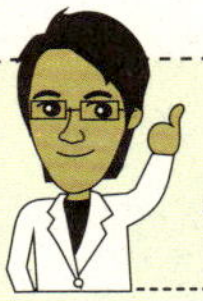

傅老师 | 健康提点

这几年橄榄油被塑造为健康食用油，于是少数不肖商家抓准了国人对橄榄油的不了解，刻意将油的酸价作为产品的卖点来炒作。酸价，指的是脂肪中游离脂肪酸含量的标志。一般来说，游离脂肪酸越多的油品，代表油品越不新鲜。而游离脂肪酸的多寡和酸价呈正比。所以游离脂肪酸越高，酸价越高，表明油品越不新鲜。在酸价代表着油的新鲜度的同时，必须同时了解其加工工艺。酸价的最主要意义在于评断初榨油的新鲜度。**对初榨橄榄油来说，酸价低于 0.8 就是初榨橄榄油（实际生活中，初榨橄榄油的酸价一般在 0.5~0.8）。而对于精炼油来说，酸价的意义就是油厂精炼的纯度程度。一般来说，精炼油的酸价低于 0.3。**

反观国内市场。有厂家标示自家初榨橄榄油酸价为≤ 0.3。这样的标示代表着几个可能性。第一，这个厂家用精炼橄榄油来冒充特级初榨橄榄油（精炼过程可以除去油品中的游离脂肪酸，让酸价下降）。第二，此厂家不够专业，标示不符规定。所以，挑选橄榄油时，千万不要一味地追求低酸价，中了市场炒作的圈套！

★玉米胚芽油

购买玉米胚芽油时需注意，是否标示使用非转基因玉米。

玉米油是从玉米胚芽中萃取出来的，又称玉蜀黍油或粟米油，精炼后颜色呈金黄色，适合高温烹调。玉米胚芽油是欧洲人的主要用油之一，我国玉米胚芽油市场还在起步阶段。玉米胚芽油中含有丰富的维生素 E，相较于其他油品来说有较长的保存期限。

●原料

玉米胚芽油是属于压榨油的一种。玉米 80% 的脂肪都储存在胚芽中。一般来说，玉米胚芽需要经过蒸汽蒸炒软化后再压榨成毛油。毛油经过精炼后成为成品油。精炼过后的玉米胚芽油拥有高冒烟点的特性。适合高温煎、煮、炒、炸的烹调方式。

●营养成分

玉米胚芽中最主要的脂肪酸成分为亚油酸（51%）。这赋予了玉米胚芽油耐高温的特性。在高温环境下，相较于那些亚麻酸含量高的油品，玉米胚芽油更显稳定的特性。同时每100克玉米胚芽油中含有72毫克的维生素E。在市场中常见的精炼油中，玉米胚芽油可以说是维生素E含量最高的油品。玉米胚芽油中还含有一种特殊成分——植物甾醇。植物甾醇会和膳食里的胆固醇在肠道中互相竞争吸收率。简单地说，就是在饮食中有越多的植物甾醇，就可以同步减少胆固醇的吸收率（请见第59页）。

不过，对于玉米胚芽油的摄取量还是应当注意，因为其脂肪酸组成以亚油酸为主。建议在高温烹调的情形下使用。如将玉米胚芽油作为主要食用油来使用的话，应配合其他亚麻酸含量高的油品来达到亚麻酸和亚油酸1:4的黄金比例。

玉米胚芽油的脂肪酸含量

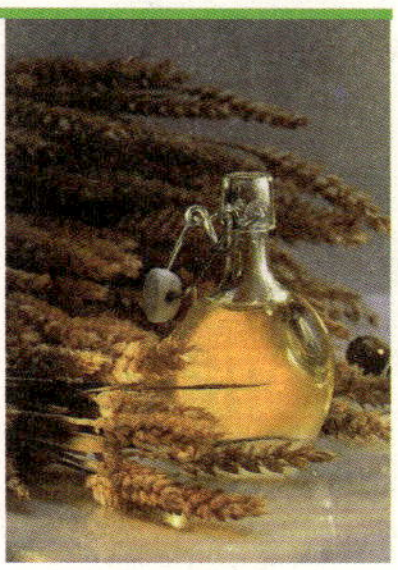

脂肪酸

- 饱和脂肪酸 15%
- 不饱和脂肪酸 85%
  - 单元不饱和脂肪酸（Omega-9）33%
  - 多元不饱和脂肪酸 52%
    - 亚麻酸（Omega-3）1%
    - 亚油酸（Omega-6）51%

* 冒烟点：232℃（精炼）　* 适合料理方式：煎炸，中大火炒，水炒

●选购方式

玉米胚芽油的原料大多需要向玉米加工厂购买，因此一般除了专业油厂有能力生产外，一般家庭作坊或门店很难自行压榨玉米胚芽油。所以在市场上购买玉米胚芽油时，基本上注意包装标示是否完整、保存期限外，一般不需要担心买到假冒伪劣商品。其中可能只需要注意一点，是关于转基因原料的问题。国内的现状是大量种植转基因玉米，且在市场中流通。建议消费者在购买玉米胚芽油时可以注意是否有标示使用非转基因玉米。也可以购买有机的玉米胚芽油，从而避免买到使用转基因原料的油品。

★葡萄籽油

葡萄籽油同时具备健康与美容的功效，但不建议作为日常生活中的主要用油。

葡萄籽油也是近年来油品市场中的新兴成员之一。最主要也是因为葡萄籽油相对耐高温，不易起油烟，较适合国人的烹调习惯。它的口味清淡，符合现代人轻食淡口味的要求。葡萄籽油还有另一个特点，是除了可以用来炒菜外，还可以当做配合精油使用的基础油来涂抹身体。正是因为结合了健康与美容的两大优势，让葡萄籽油在这几年快速成为市场油品的新宠。

●原料

葡萄属于高经济价值作物。一般来说，不会有基地专门为了葡萄籽来种植葡萄，因此，葡萄籽油所用的原料大多源自于葡萄酒厂。葡萄籽是酿酒过程的副产品。这种来自酒厂的葡萄籽都有一个特点，就是“少农残”。因为酿酒是一种发酵的过程，如果原料中有农药残留的话，很容易就会破坏发酵菌种，导致整个发酵过程失败。所以酒厂种植的葡萄往往不能使用任何农药。由于葡萄籽本身的出油率相对较低，同时原物料有限，因此油品价格也相对较高。

葡萄籽油的脂肪酸含量

脂肪酸

- 饱和脂肪酸 9%
- 不饱和脂肪酸 91%
  - 单元不饱和脂肪酸（Omega-9）17%
  - 多元不饱和脂肪酸 74%
    - 亚麻酸(Omega-3）0%
    - 亚油酸(Omega-6）74%

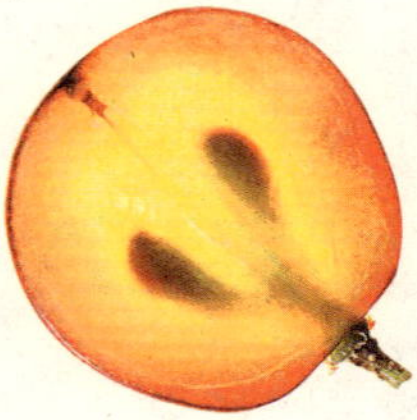

* 冒烟点：204℃（半精炼）　* 适合料理方式：中大火炒，水炒

●营养成分

葡萄籽油以亚油酸含量居多，占到全脂肪含量的 74%。精炼过后，葡萄籽油变成耐高温的油种之一，冒烟点可以到达 218 摄氏度，尤其适合油炸食品时使用。您会发现食材在使用葡萄籽油高温烹煮后，其呈现的颜色都比较金黄，不易变黑变质。但是葡萄籽油中的亚油酸含量较高，不建议作为日常生活中的主要用油。建议配合其他亚麻酸含量高的油品一起使用。

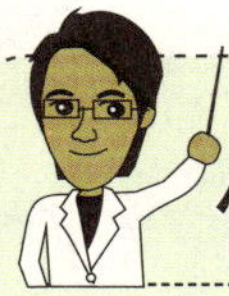

傅老师 | 健康提点

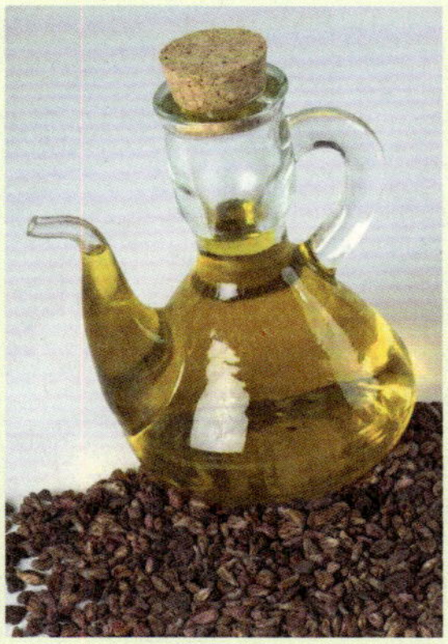

市场上对于葡萄籽油的宣传往往会提及内含原花青素（OPC）。原花青素是一种抗氧化剂。抗氧化剂可以中和体内的自由基。自由基在体内囤积会造成器官组织的老化。自由基的产生可以因为很多因素，其中环境因素及生活习惯都会影响体内自由基的水平。抽烟、喝酒、熬夜，甚至空气中的废气，都会增加体内自由基的浓度。这也是为什么生活习惯不好的人群往往看起来比较容易显老的原因。而抗氧化剂是一种可以将体内自由基中和掉的一种物质。我们常听到的抗氧化剂有维生素 C、维生素 E 等。销售人员在销售这类产品时往往都会提及它的美容效果，就是因为抗氧化剂可以中和自由基，从而减少皱纹的产生。而原花青素其抗氧化能力是维生素 E 的 50 倍，维生素 C 的 20 倍。但是原花青素是属于水溶性的抗氧化剂。葡萄籽油的加工过程中，只有少量的原花青素伴随油脂进入成品油中。因此，实际上通过摄取葡萄籽油所补充到的原花青素的量并不高。如果体内缺乏原花青素（抗氧化剂），还是借由天然食材来补充为宜（很多的莓类中都含有原花青素，如蓝莓）。

●挑选方式

葡萄籽油因为原料获取困难，一般来说都是有规模的油厂才可以采购到葡萄籽。选购葡萄籽油时只要到正规渠道购买，注意包装是否完整，标签是否清楚，保存期限等就可以买到品质有保障的成品油了。优质的葡萄籽油应该是呈浅绿色。如果购买到的葡萄籽油颜色不正，有可能代表油品不纯。

★茶油

茶油堪称“东方的橄榄油”。

茶油又称山茶油、茶籽油、油茶籽油，是我国传统用油之一。茶油是中国南方区域的常见用油，也是我国特有的油品之一。在明清年代，茶油可是皇家供品。茶油尤其耐热，非常适合国人的烹煮方式。

●原料

茶油是从生产茶叶的茶树种子中压榨出来的。茶油本身的耐热性让冷压初榨茶油成为少数几个适合炒菜的初榨油。茶树种子在压榨前大多都会蒸过或炒过来增加出油量和茶油的风味。炒过或蒸过的茶油颜色较深，呈深褐色，茶油味道浓郁。还有一种冷压初榨的茶油颜色呈黄绿色，还带有淡淡茶油的清香味。如果在市场上见到颜色较浅、味道淡的茶油的话， 多都是经过精炼的油品。冷压初榨的茶油保留了最多的营养素。

茶油的脂肪酸含量

脂肪酸

- 饱和脂肪酸 11%
- 不饱和脂肪酸 89%
  - 单元不饱和脂肪酸（Omega-9）80%
  - 多元不饱和脂肪酸 9%
    - 亚麻酸(Omega-3) 1%
    - 亚油酸(Omega-6) 8%

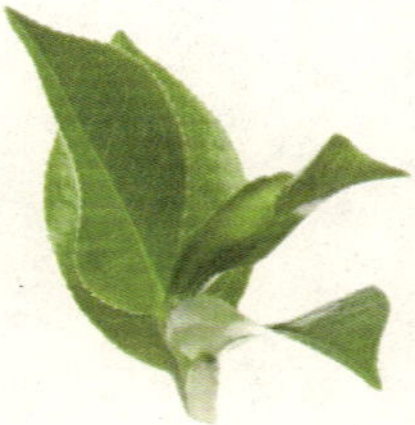

* 冒烟点：232℃（精炼）　　* 适合料理方式：煎炸，中大火炒，水炒

●营养成分

茶油的油酸（Omega-9）量很高，高达 80%，比橄榄油中的油酸含量还高 10%。这种特殊的脂肪酸结构让茶油堪称“东方的橄榄油”。而且茶油耐热，口感较适合国人的

口味。从脂肪结构来看，茶油亚油酸的含量低，对于恢复体内脂肪酸的平衡有很大的帮助。茶油作为日常炒菜油的首选油品之一，民间过去用茶油来治疗胃痛。经过研究后发现，茶油确实有养胃的效果，它可以抑制幽门螺旋杆菌的生长。幽门螺旋杆菌会引起胃溃疡、胃炎、十二指肠溃疡，严重的甚至可能还会引起胃癌。被这些症状困扰的人可以改用茶油作为主要炒菜用油。

● 选购方式

茶籽原料的保存也是很重要的，如果保存不当，受潮后也会产生黄曲霉毒素。想要有效地避免黄曲霉毒素，可以选择经过精炼的茶油。精炼后的茶油在黄曲霉毒素、酸价、重金属等污染物方面都可以控制在很低的水平上。如果想购买内含较多营养成分的初榨茶油，最好挑选经过有机认证的产品。同时在开瓶后一定要闻一下有没有臭油味或是霉味。还有品尝一下油味，如果有苦或涩味就不要继续食用了。

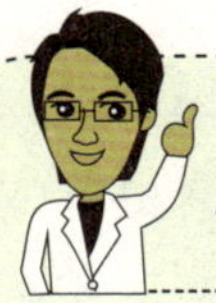

傅老师 | 健康提点

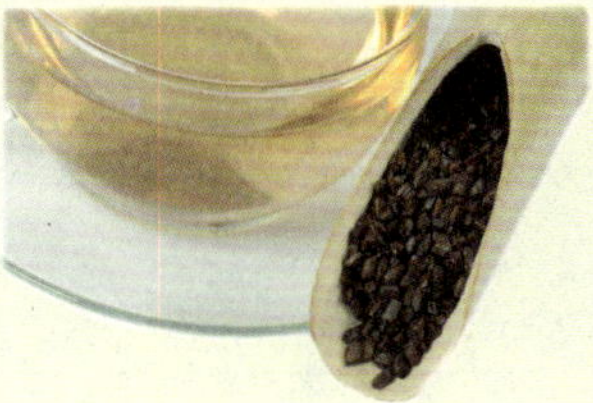

市面上还有一种茶油称为苦茶油。其实这两种油的营养成分和脂肪酸含量都差不多。最主要的差别源自于原料的不同。茶油是用一般泡茶叶的茶树种子，而苦茶油则是用苦茶树的种子。一般来说苦茶树生长在山坡地上，以野生的居多。所以在农药残留上比较不需要担心。而茶树大多是集体规划生长，比较可能使用农药来避免虫害。在选择茶油时建议消费者选择有机的产品来避免农残的危害。

茶油的制作过程中还会产生一种副产品叫茶籽粉。茶籽粉是一种优质的万能清洁剂。从洗衣服到洗蔬菜甚至洗头发都可以使用。最重要的，它是全天然的，完全不用担心内含任何防腐剂、色素等人工添加剂。茶籽粉中含有茶皂素。茶皂素是一种天然表面活性剂，可以有效地清洗各种油污。在家中清洗碗筷时可以使用茶籽粉，在洗碗的同时还可以同时保护手部的肌肤。用茶籽粉洗头发也是替换掉化学洗发精的另一种好选择。将茶籽粉裹在布中放入水中浸泡 3 ~ 5 分钟。当水变成茶褐色后就可以用来清洗头发。初次使用时可能会觉得洗完的头发较干涩。用半个月下来会发现头发发质变软了，头皮感到柔软舒适。

★棕榈油

棕榈油同时含有反式脂肪酸与饱和脂肪酸，高血脂、高胆固醇及各类心血管疾病的人群需慎用。

我常把棕榈油比喻成现代人的邻居，是一种跟我们生活非常贴近，但又很陌生的油品。似乎在市场中很难看到棕榈油产品的踪迹。但若是仔细观察后您会发现，在各类包装饼干、面包或是蛋糕的成分表中，都可以看到棕榈油的存在。在有些市售调和油中也可发现棕榈油的踪迹。无法想象，这类陌生的油品可以说是现今全球第一大产量的油种！ 绝大多数都使用于食品工业中。是什么特性让棕榈油这么受食品厂商的欢迎？又是为什么我们在市场上见不到棕榈油被当做成品油来销售呢？

●原料

棕榈油是从棕榈树上的油棕果肉中压榨出来的。而油棕果仁也可以用来榨油，榨出的油称为棕仁油。油棕果的产量很高，同样面积上栽种棕榈树可以产出比大豆多 10 倍的油品产量。最早棕榈树是在西非地区种植，除了当地用来食用外，欧洲人也用棕榈油来作为制造肥皂的原料。到 20 世纪随着欧洲殖民经济的转移，棕榈树被带到了东

棕榈油的脂肪酸含量

- 脂肪酸
  - 饱和脂肪酸 50%
  - 不饱和脂肪酸 50%
    - 单元不饱和脂肪酸（Omega-9） 39%
    - 多元不饱和脂肪酸 11%
      - 亚麻酸（Omega-3） 0%
      - 亚油酸（Omega-6） 11%

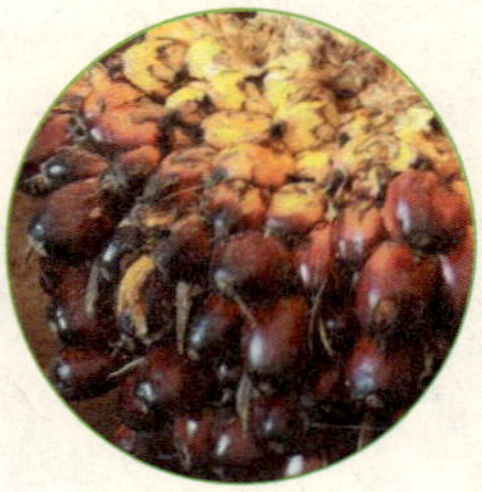

* 冒烟点：232℃（精炼）　* 适合料理方式：煎炸，中大火炒，水炒

南亚。现在马来西亚是世界上最大的棕榈油生产和出口国。油棕果内含有大量脂肪，不管是在果肉或果仁中都含有超过一半的脂肪（分别为56%和53%）。也因为棕榈树单位面积产量大，使得棕榈油变成一种价格便宜的油种。这是食品工业大量使用棕榈油的原因之一。另外，棕榈树和椰子树是不同的植物，读者千万别混淆了。

●营养成分

棕榈油中含有一半的饱和脂肪酸。书中提到，饱和脂肪含量高的食品多半带有特别诱人的香气。同时饱和脂肪含量高的油品稳定性高，不易氧化，较耐高温，适合高温烹调。这些特性也让棕榈油受到众多食品厂商的欢迎。想象一下，有一种原料，容易保存，加工出的产品不易变质，味道又好，更关键的是价格便宜。这就让大量的棕榈油加工产品充斥在我们的生活中。食品厂为了更进一步降低成本，大多会选择经过氢化的棕榈油。氢化棕榈油中含有反式脂肪酸。研究报告发现，棕榈油同时含有反式脂肪酸与饱和脂肪酸，大大增加得心血管疾病的机会。强烈建议有高血脂、高胆固醇及各类心血管疾病的人群在选购各类包装食品时一定要细读标签，不要选购原料中有标示棕榈油的产品。

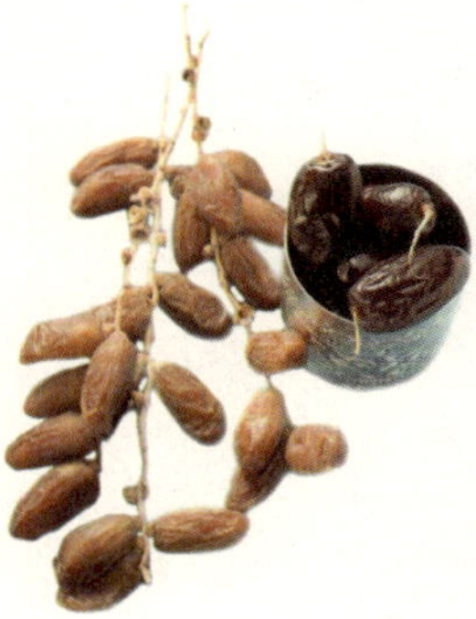

需要说明的是，如果您是选用初榨棕榈油的话，对于健康的影响就大不相同了。初榨棕榈油未经过精致或是氢化的步骤，颜色呈红色。初榨棕榈油中含有大量的生育三烯酚（优质维生素E）及类胡萝卜素。这两种营养素都是优质的抗氧化剂。对于素食者，建议在饮食中添加一些初榨棕榈油。每天5克，不仅可以增加菜色的风味，更可以确保每日可以摄取到足够的饱和脂肪酸。

●选购方式

国内市场上很少单独销售棕榈油。大多都是作为食品原料添加到各类的食品中。我们要如何识别添加到食品中的棕榈油是否有经过氢化呢？其一是看原料，如果成分表中有标示氢化植物油，人造奶油或是氢化棕榈油，就可以直观地了解了。其二是读营养表，如果原料中有标出棕榈油，在营养表中也显示出有反式脂肪酸含量的话，那表明食品中所含的棕榈油就有可能是经过氢化的。读者也可以在调和油中看到棕榈油的踪迹。因为棕榈油产量大，价格便宜，所以也大量地被用于市场上的调和油中。从这也可以理解为什么市场上的调和油往往比单方油便宜。就是因为得以添加这些成本较低的油品来降低售价。建议消费者在选购调和油时也要注意棕榈油在原料表出现的位子。如果棕榈油是在原料表中排前面几位的，就可以知道在这瓶调和油中棕榈油是占了较多的比例的。在调和油中使用的棕榈油都是精炼过的。一般来说，调和油中不会用氢化过的棕榈油，因为氢化棕榈油在室温为固体，会影响卖相。所以读者不需要担心调和油中的棕榈油为氢化棕榈油。

★椰子油

分辨有机椰子油和加工食品中的椰子油，正确对待椰子油。

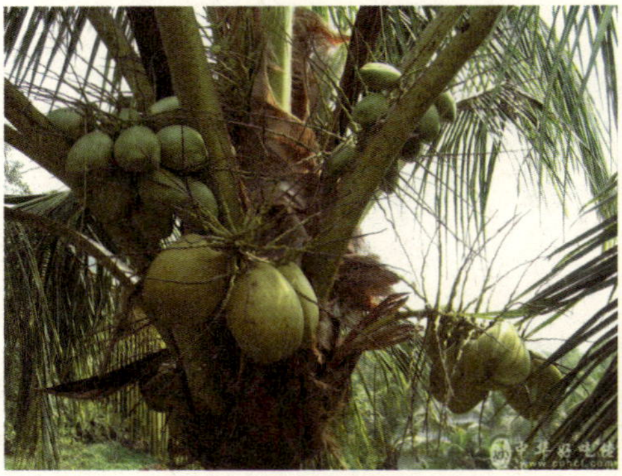

说到椰子油，相信大家马上就想到热带海滩旁边的椰子树。与棕榈油一样，椰子油同样是东南亚国家的传统用油。过去椰子油因为内含了高比例的饱和脂肪酸，让大家都认为它是一种不健康的油品。但近几年来大家对于椰子油的研究结论又颠覆了之前对椰子油的认知。是什么发现让椰子油重回到健康油脂的阵营中呢？为什么在市场上又可重新见到一些椰子油产品的销售呢？就让我们先从原料说起。

●原料

椰子油是从椰子的果肉中萃取出来的油品。椰子的果肉部分也就是内壳中白色部分，是椰子中富含脂肪的部位。萃取椰子油可以用一般压榨的方式将干燥过的椰子果肉放入压榨机中挤出油脂。东南亚制作椰子油的传统过程是将椰子果肉切碎后加入少许的水做成椰奶。静置后让油水分离，过滤食用。在国内主要在福建、广东、海南等地有种植椰子树。但国内大多生产精炼椰子油，并多用于食品工业中。

椰子油的脂肪酸含量

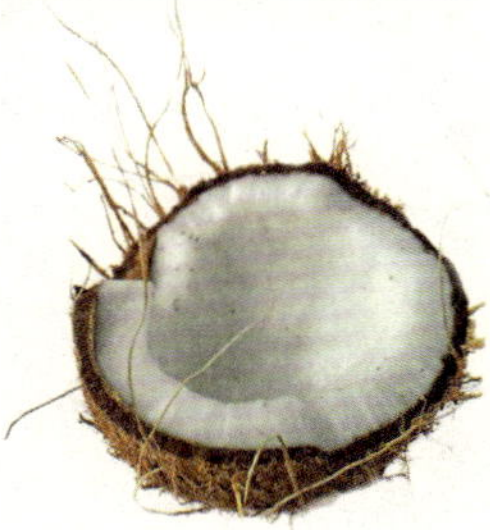

脂肪酸

- 饱和脂肪酸 91%
- 不饱和脂肪酸 9%
  - 单元不饱和脂肪酸（Omega-9）8%
  - 多元不饱和脂肪酸 1%
    - 亚麻酸(Omega-3) 0%
    - 亚油酸(Omega-6) 1%

* 冒烟点：191℃（精炼）　　* 适合料理方式：煎，中大火炒，水炒

●营养成分

过去椰子油败在饱和脂肪酸，现在成也是因为饱和脂肪酸。这怎么说呢？对椰子油脂肪含量分析后可发现，在椰子油中含有大量的饱和脂肪酸（91%），比我们所熟知的猪油所含的饱和脂肪酸还高两倍以上。这就是过去大家将椰子油列为不健康油脂一员的原因。但过去几年来，越来越多的研究发现，长期食用椰子油的东南亚地区，心血管疾病发生率并没有高于其他欧美国家。这让很多研究人员重新对椰子油的成分做进一步的分析。原来，椰子油中所含的饱和脂肪酸多为“中链”饱和脂肪酸。椰子油中所含的主要中链饱和脂肪酸为月桂酸，约占到51%。当肝脏吸收到月桂酸后，会优先将其燃烧作为能量，并不会造成身体发胖，更不会影响体内胆固醇的含量。同时现在也有一些研究报告显示，摄取初榨椰子油可以增强身体的抗病毒能力。这和在猪油中所含的“长链”饱和脂肪酸不同。过量摄取长链饱和脂肪酸，如软脂酸及硬脂酸，容易导致血液浓度增加，从而影响心血管健康。

●挑选原则

现在市面上可以看到一些由东南亚国家进口（多为菲律宾）的瓶装椰子油。看起来白白的，呈固态或液态，打开后闻着有椰子的香味，这就是初榨椰子油的特色。开瓶后有闻到椰子的香味，这代表这瓶椰子油是没有经过脱臭精炼的步骤。椰子油因富含饱和脂肪酸，与猪油一样在室温下是呈固体的。只要遇热后就会变成液体。在挑选这些椰子油时也应注意是否为有机食品。

同样在市场上也有用椰子油来作为氢化油的原料。这类椰子油大量地使用在加工食品中。经过氢化的椰子油中同样含有较多的反式脂肪酸。在选购包装食品时一定要注意阅读标签（请参考棕榈油的挑选原则），来避免摄取到过量的反式脂肪酸。

★猪油

当猪油还是液态时，加入少许的糖可以增加猪油的保鲜期。

猪油又称“大油”。猪油可以说是国人最常在家里使用的动物性油品。过去因为是农业社会，人们一天的劳动量大，需要较高的热量来维持一天的运动量。那个年代也不是每家每户都有冰箱来保鲜，而猪油因为它的稳定性，成为家中厨房的首选。但因为内含饱和脂肪酸及胆固醇，容易引发各类心血管疾病，现在很多家庭都已经放弃食用猪油。

●原料

顾名思义，猪油就是猪肉中所含的脂肪。一块肥猪肉可以含有超过 80% 的脂肪。这些脂肪可以经过加热逼出，过滤收集冷却后就成为块状的猪油。我国是猪肉的生产大国，同时也是猪油的生产大国。每年有大量的猪油出口到国外。多是用于烹调。猪油本身味道香，在烹调中有提味的效果。

●营养成分

猪油是固态、动物性的油脂。动物性脂肪中含高比例的饱和脂肪酸，所以在常温下呈现结构稳定的固态，且不易氧化，有别于现在市面上清澈透明的瓶装植物油。回忆起小时候用猪油炒出来的菜肴，清香扑鼻，令人垂涎三尺。这就是动物性油脂的另一个特性——香！

虽然猪油又稳定又香，但却不适合现代社会的我们。猪油中的饱和脂肪酸在体内，最主要是用来燃烧产生热量的。研究显示，当在饮食中摄取过量的饱和脂肪酸，但生活中没有足够运动量来彻底燃烧它的话，会造成饱和脂肪酸在体内囤积，增加罹患心血管疾病的几率。同时猪油中也含有胆固醇。猪油中的动物性胆固醇和我们之前提到的植物甾醇有不一样的功效。动物性胆固醇就是我们所担心的胆固醇，过量摄取同样也会增加心血管疾病的发生率。不建议已患有心血管疾病的患者选用这类油品。对于健康人群来说，如果偏好猪油的味道，成人每日应控制猪油摄取量在 10 克以下。也可以添加一些猪油到植物烹调油中来增加风味。

●选购原则

一般来说，使用猪油的家庭大多是自行在市场上购买肥膘（猪肉纯肥肉部分）后自行提炼。在提炼的过程中先将原料切块，外部的脏东西用刀切去（不要用水洗，油水不相容，污垢是洗不掉的）后放入锅中用中火煎。开始出油后换成小火慢熬，不时用锅铲翻动肥膘并用锅铲压挤出猪油，直到肥膘变成油渣后捞出即可。民间流传的猪油保鲜方式：在油还是液体时加入少许的糖可以增加猪油的保鲜期，尤其在夏天一定要添加，避免储存时变质。加入的糖和油的比例为 1:20。猪油可以放入罐中储存于冰箱中，一般可以储藏一个月左右。

猪油的脂肪酸含量

脂肪酸

饱和脂肪酸 40%

不饱和脂肪酸 60%

单元不饱和脂肪酸（Omega-9） 47%

多元不饱和脂肪酸 13%

亚麻酸（Omega-3） 1%

亚油酸（Omega-6） 12%

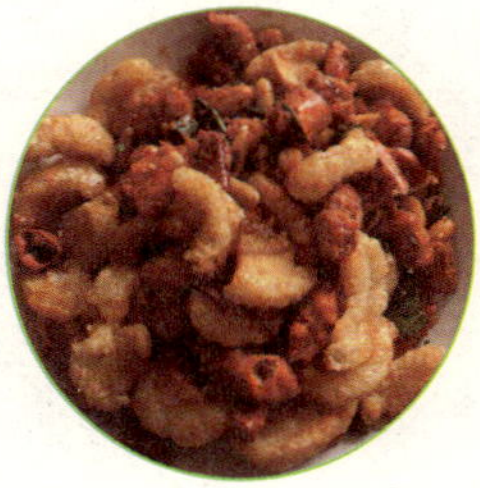

* 冒烟点：182℃　* 适合料理方式：中小火炒，水炒

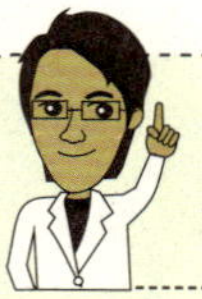

傅老师 | 健康提点

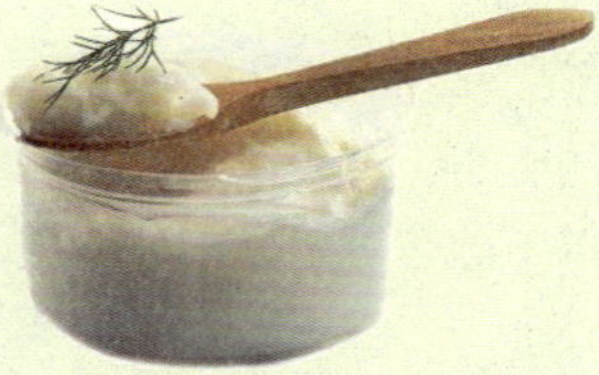

读者印象中的猪油大多都是一大块黄黄的立方体。想象吃下那油腻的“块状物”后，猪油块就在体内血管中到处流窜，有一天堵住重要血管后就中风了。其实这个论点就因果关系来说是对的，但是过程就有点问题了。首先， 长期过量摄取猪油确实会增加中风的发病率。但是不是因为猪油在体内冷却后变成块状物堵住血管呢？人类是恒温动物，体温都维持在 37 摄氏度。因此，猪油在体内都是以液体状态存在的，而非固体。所以根本不存在猪油在体内成块状阻塞血管一说。但是猪油因为内含饱和脂肪酸，饱和脂肪酸会让血液浓稠度变高，心脏压力就随之加大，血压就容易上升。同时饱和脂肪酸也会增加体内 LDL 的量，胆固醇在血管周围聚集造成血管狭窄，局部血压上升。血管周围的胆固醇聚集点长期处于高压下总有一天会破裂形成一粒粒的小血栓。这些血栓开始在体内随着血液流动，如果卡在小血管可能造成麻木感，如果卡在重要血管的话就造成中风。所以并不是猪油直接造成血管堵塞，而是猪油让血液变稠、胆固醇升高聚集，血压一升高造成血管表皮破裂形成血栓。而血栓才是造成中风的罪魁祸首。

初榨油系列

★亚麻籽油

因含有高含量的亚麻酸，亚麻籽油可以有效补充日常生活中缺乏的亚麻酸。

亚麻籽油称为“陆地上的深海鱼油”。它是陆地上少数含有高浓度亚麻酸的植物之一。近年来在市场上亚麻籽油也变成大家熟知的健康油品之一。因其含有高含量的亚麻酸，可以有效补充日常生活中缺乏的亚麻酸。其实亚麻籽运用在生活中已有长久的历史。早在公元前 650 年，古罗马书籍中就有记载关于亚麻籽的药用效果。亚麻的纤维也因其柔软透风而大量地使用于纺织工业上。在我国古书上称亚麻为“胡麻”。

在《本草纲目》上有记载：胡麻有润燥、解毒、止疼、消肿之功。现在市场上的亚麻油分为精炼和初榨两种。功效上还是以初榨油为宜。

●原料

我国主要栽种亚麻籽的地区为华北、西北地区，其中以内蒙古、山西、甘肃、新疆四省产量最大。一般来说，越寒冷地域种植出来的亚麻籽品质越好，亚麻酸含量也越高。亚麻籽中还含有另一种营养素，称为木质素。木质素因其结构类似多酚类，对于预防各类慢性疾病有很好的效果。但是木质素是不溶于油脂中的。所以在亚麻籽油中的含量很低。建议直接摄取亚麻籽来获得木质素。

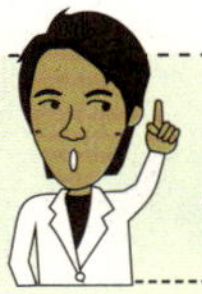

傅老师 健康提点

亚麻籽是营养价值极高的作物。亚麻油和亚麻籽可以补充不同的营养素。摄取亚麻油可以有效地补充亚麻酸。摄取亚麻籽可以补充纤维素和木质素。亚麻籽是自然界中含有最丰富木质素的来源之一。亚麻籽与麦麸、燕麦、小米、大麦、豆类、大豆和其他 66 种植物性食物相比，含有高于其 75~800 倍的木质素。木质素是一种强效的抗氧化剂，对于抗自由基有很大的效果，可以预防乳腺癌、前列腺癌。同时亚麻籽中也含有大量的膳食纤维。每 100 克的亚麻籽含有约 28 克膳食纤维。膳食纤维对于降低体内胆固醇、帮助肠胃蠕动、降低三酸甘油脂有明显的效果。

亚麻籽中含有大量的亚麻酸。但是，亚麻酸遇到氧气后容易被氧化破坏。因此，在购买亚麻籽时建议选择颗粒状的亚麻籽。完整颗粒的亚麻籽壳可以保护内含的亚麻酸不被氧气破坏。食用时用研磨器将亚麻籽磨碎成粉后立即食用。建议可以将亚麻籽和芝麻一起放入研磨器磨成粉食用，撒在主食或米饭上食用即可，不仅健康也美味。要注意的是，亚麻籽因其外壳坚硬，人体不易消化。如果不磨粉直接摄取，最后会随着粪便一起排出，非常浪费。亚麻籽磨成粉后因容易氧化，因此必须尽快食用。市场上也有销售亚麻籽粉的，在开包装后一定要尽快用完，并且放在冰箱冷藏保存。同时如果有闻到油臭味的话就不应该再使用，避免摄取到氧化脂肪酸。

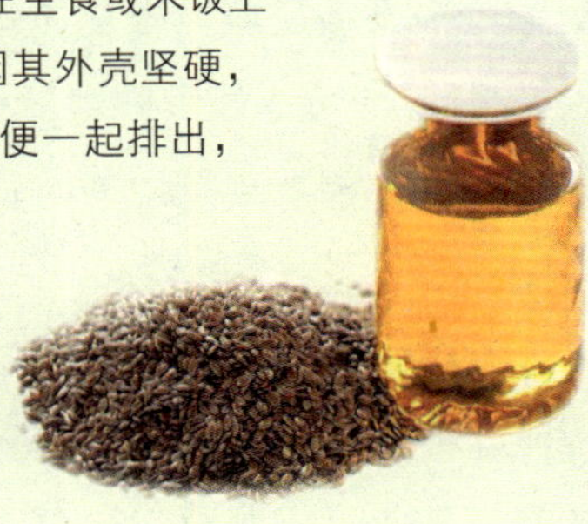

亚麻籽油的脂肪酸含量

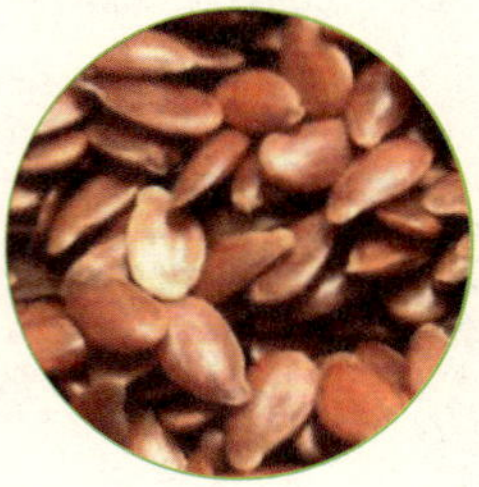

脂肪酸

- 饱和脂肪酸 7%
- 不饱和脂肪酸 93%
  - 单元不饱和脂肪酸（Omega-9）18%
  - 多元不饱和脂肪酸 75%
    - 亚麻酸(Omega-3）57%
    - 亚油酸(Omega-6）18%

* 冒烟点：107℃（初榨） * 适合料理方式：凉拌

●营养成分

亚麻籽油中富含亚麻酸，平均含量达 57% 左右。在陆地上除了苏籽油外，亚麻籽油所含的亚麻酸是最高的。亚麻酸属于必需脂肪酸的一种，在体内可以转换成 EPA、DHA 及合成 3 型前列腺素。DHA 是组成脑部组织很重要的元素之一。在奶粉中都要添加 DHA，就是因为人的脑部在 3 岁前就差不多发育完成了。视网膜中含有近一半的 DHA，补充亚麻籽油对于眼睛的保护也起到重要的作用。

亚麻酸在体内还可以用来合成 3 型前列腺素。3 型前列腺素可以有效地减少血小板聚集，减少炎症反应，软化血管。研究发现，当体内亚麻酸和亚油酸比例在 1:4 的时候， 亚麻酸可以最有效地转换成 DHA 和 3 型前列腺素。因此，饮食中可将亚麻籽油配合其他精炼炒菜油共同食用。

●挑选方式

初榨亚麻籽油因为没有经过精炼的高温加工，可以完全保留原料中的亚麻酸及磷脂。在选择初榨亚麻籽油时一定要注意看包装，一般常见包装为深色的玻璃瓶。亚麻酸很容易受到光线及高温的破坏。用深色玻璃瓶可以有效地阻挡光线，同时玻璃材质包装也给初榨油提供了一个稳定的保存环境。选购这类含有高浓度亚麻酸的油品时最好选择小包装的产品。因为开瓶后亚麻油中的亚麻酸对于环境中的氧气特别敏感，容易氧化。一般建议开瓶后 4 ~ 6 周食用完毕为宜。亚麻酸的耐热点只有 107 摄氏度。因此，初榨亚麻籽油不适合用来炒菜，多以凉拌的方式出现。其实这里指的凉拌，是指不要直接将亚麻籽油在明火上加热。例如，如果想在汤中加入亚麻籽油，可以在汤盛入碗、拿上桌后再滴入亚麻籽油。只要是离开明火后加入即可。同样的，炒完菜后再将亚麻籽油拌入菜中就可以确保亚麻酸不被破坏。一般来说，经过精炼的亚麻籽油闻起来没有味道，还有的闻起来会有鱼腥味。要鉴别亚麻籽油是否经过精炼的过程，最简单的方法还是放入冰箱查看是否有雾状物产生。亚麻籽油因为原料的特性，遇冷后不会和橄榄油一样起大量絮状物，而是在油品中产生“雾气”。这正是初榨亚麻籽油的特征。

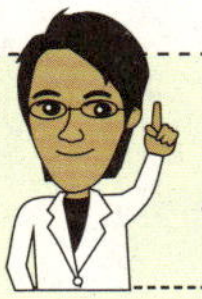

傅老师 健康提点

市场上除了初榨亚麻籽油和精炼亚麻籽油外，还有一种“脱蜡”亚麻籽油。脱蜡亚麻籽油是指将亚麻籽油单独脱蜡处理。可以说是一种“半”精炼的亚麻籽油。市场上销售这类经过半精炼亚麻籽油的公司都会大力宣传亚麻籽油中含的蜡对于人体的危害。有的说会让血压升高，或是增加患心血管疾病的几率。

其实不只是亚麻籽油中含有蜡。所有的天然植物油中都含有蜡。一般来说精炼过程除去蜡的原因是因为蜡的燃点较低，遇热后容易起油烟。未脱蜡的油品不适合用来炒菜， 这是肯定的，但是并不代表油品中的蜡就对人有害。初榨橄榄油中就含有蜡，各种初榨油也都含有一定量的蜡。国际橄榄油理事会对于初榨橄榄油的规定是，如果脱了蜡就需归类成精炼橄榄油。对于初榨油品的定义也是除了简单的压榨及过滤以外，不能做任何额外的加工。国际上销售的亚麻籽油也只有两种等级，就是“初榨”和“精炼”。至于单纯以脱蜡这样简单的加工工艺来做商品卖点，同时对初榨油品中蜡含量的危言耸听是一种不科学的商业手段。

在挑选亚麻籽油时，最好挑选有标示“冷压”初榨的亚麻籽油。所谓冷压的概念，是在压榨种子的过程中为了避免温度过高破坏亚麻酸，在压榨设备中添加冷却系统，控制压榨过程中温度不要超标。对于亚麻籽来说，压榨温度控制在 40 摄氏度以下可以保护内含的亚麻酸不被破坏。相比一般压榨油的温度可以超过 150 摄氏度，冷压确实可以保护油中的亚麻酸。冷压的缺点是温度低，原料出油率相对较低，相对成本就升高。冷压初榨亚麻籽油味道淡，带有清淡的坚果香味。虽然带点天然淡淡的苦味，但加到菜中，并不会影响菜肴本身的味道。

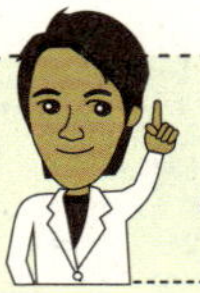

傅老师 | 健康提点

将亚麻籽油直接涂抹在静脉曲张患部，可以有效地缓解患部的疼痛。还有对于关节炎患者，在关节处涂抹亚麻籽油也可以缓解疼痛。外用亚麻籽油前应先将亚麻籽油涂抹在一小块皮肤上面，36 小时候观察皮肤是否有过敏红肿反应，确定没反应后再涂抹使用。

★苏籽油

苏籽油中含有超过 60% 的亚麻酸，是目前已知植物中含有最丰富亚麻酸的品种之一。

紫苏在我国有 2000 多年的栽种历史。用途广泛，有药用、食用、榨油等用途。在日常生活中我们最容易在日本料理店中见到紫苏。在日式料理中往往会放一片紫苏叶在生鱼片拼盘中。紫苏叶四周呈锯齿状，生食的话，在口中可以尝到紫苏叶的清爽芳香味。国家卫生部认定紫苏既是食品又是药品。在《本草纲目》中记载:“紫苏，近世要药也。”还说紫苏还具有“润心肺，制风逆气，安胎，助眠”等功效。紫苏籽也是目前发现植物中含有最丰富亚麻酸的品种之一。目前，日本、韩国、加拿大等国对紫苏进行了大量的研究及种植，就是因为紫苏的高经济效益及药用价值。

●原料

苏籽油是从紫苏的籽中压榨出来的。我国在华北、华中、华南、西南等地区都有栽种紫苏基地。紫苏籽具有驱散风寒、消痰利肺的功效。紫苏籽出油率达到 30% ~ 50%。紫苏是一年生草本植物。一般是每年 4 月上旬播种，10 月中旬种子成熟。

苏籽油的脂肪酸含量

脂肪酸

- 饱和脂肪酸 6%
- 不饱和脂肪酸 94%
  - 单元不饱和脂肪酸（Omega–9）16%
  - 多元不饱和脂肪酸 78%
    - 亚麻酸(Omega–3) 63%
    - 亚油酸(Omega–6) 15%

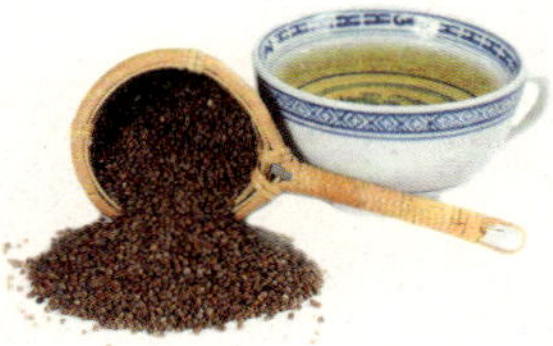

* 冒烟点：107℃（初榨）　* 适合料理方式：凉拌

●营养成分

苏籽油中含有超过 60% 的亚麻酸，是目前已知植物中含有最丰富亚麻酸的品种之一。亚麻酸在体内可以转换成 EPA 和 DHA 及 3 型前列腺素。基本上，苏籽油在体内的功效和亚麻籽油很相似，都是以提供亚麻酸为最主要的亮点。为达到油脂多样的目的，亚麻籽油与苏籽油可以交替食用。苏籽油和亚麻籽油最不同的地方在于它们的口感味道。苏籽油不像亚麻籽油味道清淡，它本身带有浓郁的紫苏芳香味，可以作为调味料来使用。就好似芝麻油一样，加入菜肴中会对菜色原本的味道有所改变，是拌凉菜与蘸酱的好选择。

●挑选方式

选择苏籽油以挑选初榨油为宜。因为亚麻酸怕热，选购初榨苏籽油可以保留最完整的脂肪酸结构。辨别苏籽油是否有精炼，最容易的方式是打开来闻。初榨苏籽油有天然的浓郁紫苏香味。在使用苏籽油时也须把握以下五大原则：购买小包装，深色玻璃瓶包装，凉拌使用（不用明火直接加热即可），开瓶后放入冰箱冷藏，六周内将它食用完毕。这样就可以确保摄取到最全面的营养。

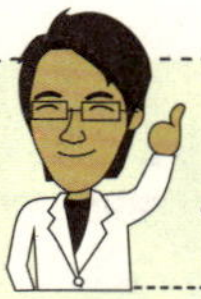

傅老师 | 健康提点

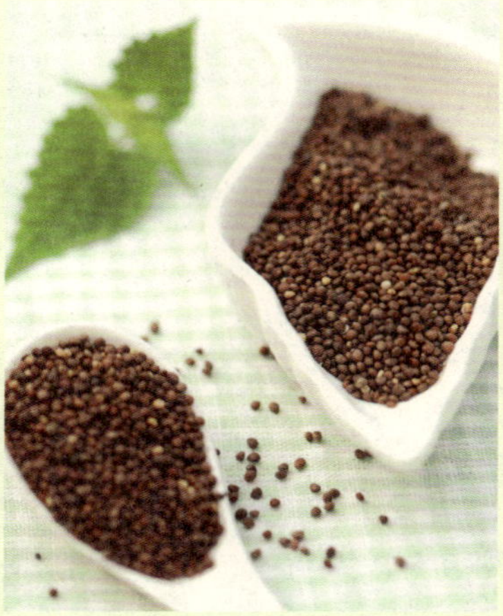

传统用油习惯造成国人普遍性的缺乏亚麻酸。在饮食中添加亚麻酸含量高的油品如亚麻籽油及苏籽油就成了改善体质的重要环节。但是某些人群在某些阶段却不大适合摄取这两类含高亚麻酸的油品：

孕妇产前产后半个月：孕妇在预产期前两周及后两周建议不要摄取亚麻籽油及苏籽油。原因是这两类油中富含的亚麻酸在体内会起到延长凝血时间的效果。对于即将面对生产可能出血的孕妇来说，延长凝血时间对于生产的过程及产后的恢复都不是太好。在预产期前两周停止摄取高亚麻酸的油品，就可以有足够时间让身体调适到理想状况面对生产。产后两周内因为有些伤口或出血点需要愈合，同样也是建议确定彻底止血后再开始摄取亚麻籽油和苏籽油。除了这个时间点外，多摄取富含高亚麻酸的油品对孕妇与喂食母乳的妈妈们，是很有益处的，可以有效帮助宝宝的脑部发育。

病患需要动手术前后半个月：其实这和上面所说是一个道理。病患在术前两周建议停止摄取含高亚麻酸的油品（如亚麻籽油和苏籽油）。手术中可能会有出血的情形，而术后同样在伤口恢复前也有可能有出血的情况。在确认无出血后再开始食用亚麻籽油和苏籽油。

★南瓜籽油

南瓜籽油是自然界给男性同胞的最好礼物。

几千年来，南瓜和南瓜籽对南美及北美洲居民来说，是一个重要的饮食资源。我国

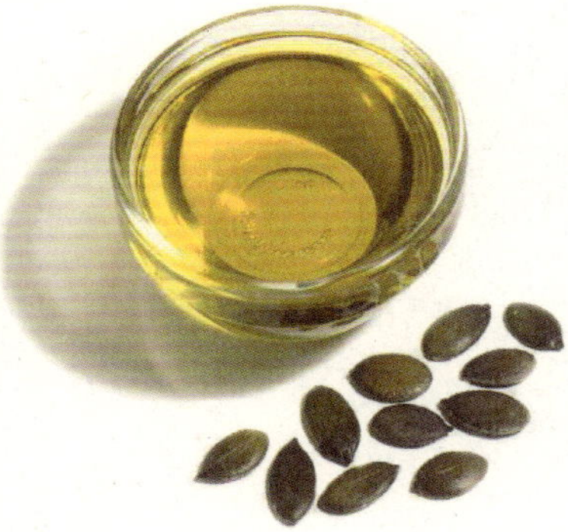

种植南瓜的历史非常悠久，在《本草纲目》及《滇南本草》中都有对南瓜药用法的记载。它早期由欧洲探险者到美洲发现后，转种到欧洲，16~17 世纪，作为一种可口又营养的食品迅速普及到欧洲和亚洲。南瓜籽油就是选用南瓜籽仁作为原料所压榨出来的油品。南瓜籽油色泽呈墨绿色并带有浓郁的南瓜香味，是一款可以作为芝麻油替代品的调味油。

●原料

南瓜籽仁中含有 50% 左右的油脂。同时南瓜籽仁中还含有丰富的氨基酸、胡萝卜素及微量元素锌。在国外，南瓜籽油因其芬芳的香味及保健的效果而深受欢迎。我国种植南瓜的范围很广，可以说是遍布全国。南北方种植南瓜的差别最主要是，北方南瓜主要是以产籽仁为目的，而南方种南瓜是以食用为目的。所以大多用来压榨南瓜籽油的原料都是来源自北方的白瓜籽。所谓的白瓜籽就是外壳是白色但果仁外皮是绿色的南瓜籽品种。

南瓜籽油的脂肪酸含量

脂肪酸

- 饱和脂肪酸 15%
- 不饱和脂肪酸 85%
  - 单元不饱和脂肪酸（Omega-9）32%
  - 多元不饱和脂肪酸 53%
    - 亚麻酸(Omega-3）2%
    - 亚油酸(Omega-6）51%

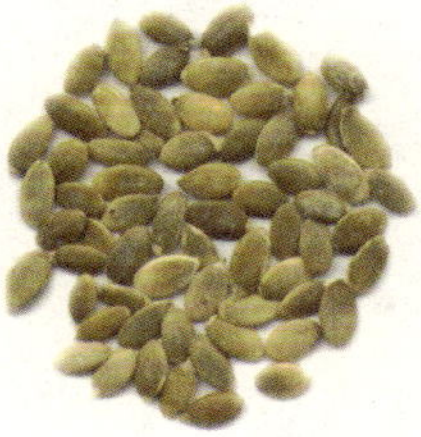

* 冒烟点：121℃（初榨）　* 适合料理方式：凉拌

●营养成分

南瓜籽油中所含的特殊甾醇可以很有效地预防前列腺肥大。长久以来，澳大利亚和美洲的原住民都是使用南瓜籽来治疗许多男性疾病。在欧洲地区，南瓜籽被看作是一种增强男性性机能的天然补品。南瓜籽油中含有锌。锌可以维持前列腺的正常运作，同时也是男性生殖器官成长的重要物质，对男性性能力的维持有着关键性的作用。南瓜籽所含的维生素 E 也可以帮助锌在体内的吸收。所以南瓜籽油确实是自然界给男性同胞的最好礼物。

●挑选方式

南瓜籽油的脂肪酸含量以亚油酸居多，所以相对较耐热，一般在压榨的过程中不需要特别要求冷压。南瓜籽含油量高，只要选择初榨南瓜籽油也不需要担心有浸出化学溶剂残留的问题。南瓜在国内种植面积广泛，各个农户管理标准或是种植规范不一。在选购南瓜籽油时还是选择有机南瓜籽油为宜。购买有“有机认证”的标章（请参考第 57 页）的油品。其他就是遵守初榨油选购与食用五大原则：购买小包装，深色玻璃瓶包装，凉拌使用（不靠近明火），开瓶后放入冰箱冷藏，六周内食用完毕。

★月见草油

月见草油中最特殊的成份为 γ－亚麻酸，是一款很适合现代女性的油品。

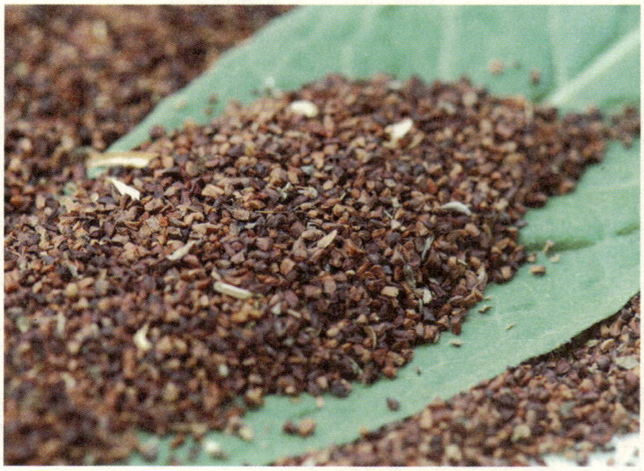

月见草又称夜来香。香气幽雅，只在夜间开花。许多北美的传说都把月见草作为治疗疾病的药材。这是因为月见草籽中含有 γ－亚麻酸（GLA），可以解决很多女性关心的问题，如减肥（可参考第 90 页）、护肤、护发等，因此，月见草油是一款很适合现代女性的油品。

●原料

月见草原产于北美，后传入我国东北。属于一年或多年生草本。现在我国吉林、辽宁、河北、内蒙古等地都有月见草的栽种。我国生产的月见草籽含油率在 25% ~ 30%。但月见草籽非常细小，出油率相对低。在挑选时一定要注意是否为初榨油。因为精炼油大多是经过浸出步骤，以此来增加出油量。月见草的花期为每年的 7 ~ 8 月，果期为 8 ~ 9 月。

月见草油的脂肪酸含量

脂肪酸

- 饱和脂肪酸 10%
- 不饱和脂肪酸 90%
  - 单元不饱和脂肪酸（Omega-9） 9%
  - 多元不饱和脂肪酸 72%
    - 亚麻酸(Omega-3) 0%
    - γ－亚麻酸（GLA） 9%
    - 亚油酸(Omega-6) 63%

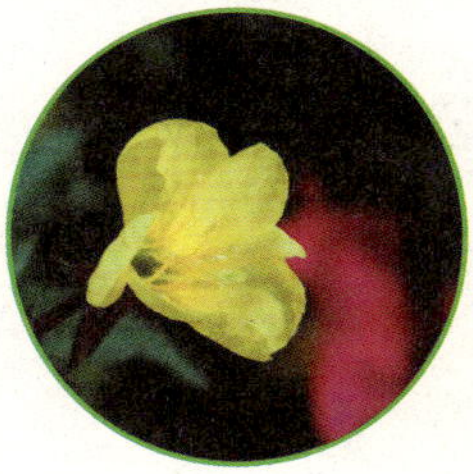

* 冒烟点：107℃（初榨）　　* 适合料理方式：凉拌

●营养成分

月见草油中最特殊的成分为 γ－亚麻酸。在月见草油中含有约 9% 的 γ－亚麻酸。γ－亚麻酸也是必需脂肪酸的一种。在植物界中，月见草油所含的 γ－亚麻酸量是数一数二的！ γ－亚麻酸可以明显减轻经前症候群的不适症状。一般来说，在月事来前两周每天摄取 15 毫升的月见草油，当月月事不适症状会明显减轻。同时对于糖尿病患来说，γ－亚麻酸可以缓解神经受损的问题。γ－亚麻酸和亚麻酸一样有降低甘油三脂、提高高密度脂蛋白的效果。γ－亚麻酸还可以增加体内的代谢率，有辅助减肥的效果。

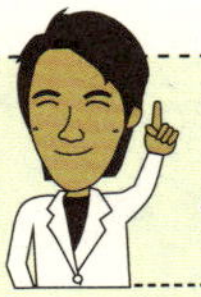

傅老师 | 健康提点

体内脂肪分成两种，棕色脂肪和白色脂肪。所谓的棕色脂肪就是包裹在脏器周围的脂肪。颜色看起来像棕色。棕色脂肪最主要的功能是保护脏器，避免脏器间在日常活动或运动中互相摩擦受损。而白色脂肪就是我们所谓的皮下脂肪。白色脂肪就是我们一般指的体内肥肉，颜色为白色。白色脂肪最主要的功能是储存能量，在人体需要热量时燃烧提供能量。对于男性来说，多余的白色脂肪容易储存在腰间，形成所谓的“啤酒肚”。而对于女性来说，多余的白色脂肪多存在臀部、手臂下及大腿间。所以白色脂肪数量是影响体形的最主要因素。

而 γ－亚麻酸减肥的功能在于它可以刺激棕色脂肪，让棕色脂肪发出燃烧白色脂肪的信号来产生热量。简单来说，γ－亚麻酸可以增加白色脂肪代谢率，将白色脂肪燃烧掉。研究结果发现，在饮食中添加 γ－亚麻酸并配合合理的运动，可以有效地减去恼人的多余脂肪。

油的小百科

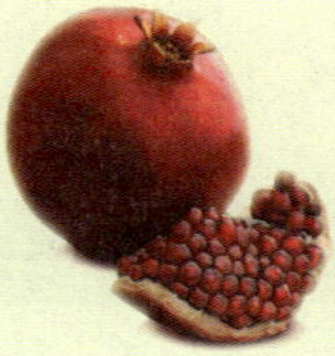

γ－亚麻酸属于多元不饱和脂肪酸的一员。在自然界中只有少数几种植物如：月见草，黑醋栗，石榴籽和琉璃苣中含有 γ－亚麻酸。γ－亚麻酸具有降脂、降糖、稳定血压、抗炎、减肥等作用。γ－亚麻酸结构也同属于不耐热的脂肪酸，不适宜高温烹调食用。想达到上述的功效，建议不对 γ－亚麻酸含量高的油品加热，应凉拌食用。

●挑选方式

月见草油以挑选初榨油为首选。初榨月见草油中的 γ－亚麻酸同样也是属于必需脂肪酸的一种，初榨油中可以保留最多含量的 γ－亚麻酸。初榨月见草油有一股清淡的草腥味。如果不习惯这个味道的话，可以勾兑上一些芝麻油来覆盖它的味道，还可以添加到酸奶中。加入酸奶后搅拌食用，基本上吃不出油品本身的味道。

市场上有销售月见草油的胶囊。胶囊方便携带及服用，也易于保存。与瓶装液态月见草油相比，胶囊的价格相对高一些。由于胶囊所含的剂量与质量都相对低，所以效果会打折扣。市售的月见草油胶囊大多是每粒500毫克，每瓶大多是60～90粒装。500毫克胶囊差不多等于0.5毫升的油品。如果以90粒装的月见草油胶囊包装来说，一瓶月见草油保健品共含有45毫升月见草油。长期食用的话，建议还是选择瓶装油为主，胶囊为辅。

在选购月见草油时参照购买初榨油五大原则：购买小包装，深色玻璃瓶包装，凉拌使用（不用明火直接加热即可），开瓶后放入冰箱冷藏，六周内将它食用完毕。

★核桃油

核桃油的亚麻酸含量高，应挑选初榨核桃油为宜，特别适合儿童及孕妇食用。

核桃油在我国妇幼市场中受到大量的追捧。最主要是民间有“吃啥补啥”的传统观念。核桃在形象上和脑部非常像，所以传统上都认为吃核桃可以补脑。作为妈妈最关心的就是胎儿的智力发育。核桃和其他核桃相关的产品如核桃油就在妇幼市场中红火起来了。初榨核桃油一般都有坚果味，但高温料理后容易产生苦味。在国外绝大多数的厨师都会将核桃油直接加入料理中。核桃油补脑，不耐高温的特性就是因为其内含亚麻酸。核桃油也是一种补充亚麻酸的好选择。

●原料

核桃又称胡桃。相传张骞通西域时将核桃引入我国。全国各地都可见到核桃的种植基地。我国最主要核桃生产地为河北、山西、山东、云南、甘肃、四川、新疆等地，可以占到全国生产总量的85%。中国是世界上栽培核桃面积最大的国家，产量占世界第二，可以说核桃是我国传统的经济作物之一。核桃仁的出油率可以达到75%。一般来说每年5月下旬至6月底为果实速生期，8月下旬至9月中旬为果实成熟期，9月下旬为果实采收期。

核桃油的脂肪酸含量

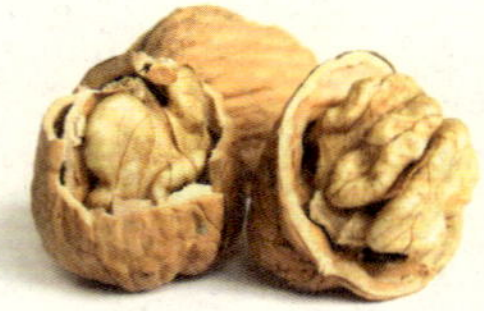

- 脂肪酸
  - 饱和脂肪酸 9%
  - 不饱和脂肪酸 91%
    - 单元不饱和脂肪酸（Omega-9） 18%
    - 多元不饱和脂肪酸 73%
      - 亚麻酸（Omega-3） 10%
      - γ－亚麻酸（GLA） 3%
      - 亚油酸（Omega-6） 60%

* 冒烟点：121℃（初榨）　　* 适合料理方式：凉拌

●营养成分

核桃油中含有约 10% 的亚麻酸。初榨核桃油中同时含有矿物质与维生素。亚麻酸对于孩子脑部及眼睛的发育起到关键的作用。核桃油与亚麻籽油或苏籽油相比，虽然亚麻酸的含量较低，但核桃油中所含的 γ－亚麻酸却是亚麻籽油或苏籽油所没有的。

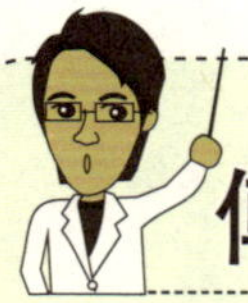

傅老师 健康提点

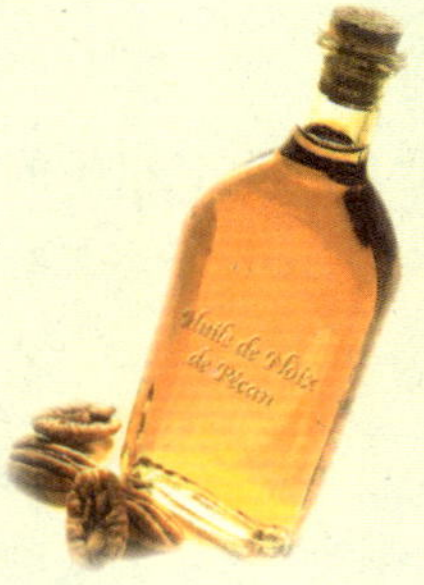

给婴幼儿服用油类产品前一定要把握少量渐增的原则。当开始吃辅食时就可以将核桃油加入其中。一般来说先加 3～4 滴到辅食中，观察孩子是否有过敏反应。皮肤红肿、腹泻、恶心、呕吐都有可能是过敏反应。每次隔三四天增加剂量。对于 1～3 岁的小孩，慢慢地把初榨油食用量加到每天一茶匙（5 毫升）即可，不要再多。帮助孩子脑部发育，适量补充富含亚麻酸的核桃油、亚麻籽油与苏籽油都是很好的选择。

● 挑选方式

核桃油的亚麻酸含量高，同样应挑选初榨核桃油为宜。初榨核桃油开瓶后可以闻到淡淡的坚果香味。经过精炼的核桃油闻起来尝起来只有油味。市面上还有将核桃油细分成幼儿用及孕妇用。其实从标签上面来看内容物都没有差别，不用太在意。如果是购买婴幼儿食用，建议选择经过有机认证的产品。因为是选择初榨油，同样按照五大原则：购买小包装，深色玻璃瓶包装，凉拌使用（不用明火直接加热即可），开瓶后放入冰箱冷藏，六周内将它食用完毕。

★火麻籽油

火麻籽油是自然界中拥有最均衡脂肪酸的天然植物油。推荐长期食用。

火麻籽油就是从大麻的种子中萃取出来的油品。大麻在历史上作为医疗救助用途的时间远远多于被视为害人毒品的时间。我国著名医学著作《黄帝内经》和《本草纲目》都记载大麻的药用作用。古希腊人和古罗马人都把大麻籽当做食品来食用。火麻籽油在脂肪酸结构上面是最符合亚麻酸、亚油酸黄金比例 1:4 的天然食用油。当体内处于脂肪酸平衡时，可以长期服用火麻籽油来维持均衡的脂肪酸比例。我国广西巴马地区是有名的长寿村，村中百岁老人都有使用火麻籽油的习惯。不管是从理论或是实证中都可以证实，长期食用火麻籽油对人体健康有极大的益处。

● 原料

火麻籽含有脂肪含量 25% ~ 30%。冷压初榨的火麻油呈深绿色，并带有坚果的香味。大麻籽中会让人上瘾的成分为“四氢大麻酚”（THC），但并不是所有的大麻品种都含有四氢大麻酚。有的大麻品种中含有 0.5% ~ 0.6% 的四氢大麻酚，有的品种并不含任何的四氢大麻酚。在市面上销售的火麻籽油都是选用“零”四氢大麻酚的大麻籽来加工。国家对于内含四氢大麻酚的大麻种植有严格的监管，绝对不允许任何人栽种这类含有四氢大麻酚的大麻。所以在市面上流通的火麻籽油应该都不含有四氢大麻酚。没有四氢大麻酚自然就不需要担心毒性及上瘾的问题。因此，服用火麻籽油是安全的。

火麻籽油的脂肪酸含量

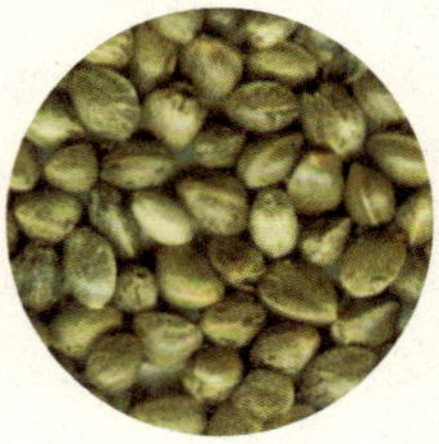

脂肪酸

- 饱和脂肪酸 10%
- 不饱和脂肪酸 90%
  - 单元不饱和脂肪酸（Omega-9）15%
  - 多元不饱和脂肪酸 75%
    - 亚麻酸（Omega-3）21%
    - γ－亚麻酸（GLA）2%
    - 亚油酸（Omega-6）52%

* 冒烟点：107℃（初榨）　* 适合料理方式：凉拌

●营养成分

从脂肪酸结构来看，火麻籽油是最接近亚麻酸和亚油酸 1:4 比例的天然食用油。火麻籽油中含有 21% 的亚麻酸及 52% 的亚油酸，比例接近为 1:3。这个配比让火麻籽油成为厨房中的第二瓶油最好的选择。配合其他炒菜油（通常含亚油酸较高）一起食用就很容易达到黄金比例 1:4。身体在均衡脂肪酸环境下，可以高效地将亚麻酸转换成DHA 或是前列腺素，将对身体各项生理功能的正常运作起到很好的功效。火麻籽油中也含有约 2% 的 γ－亚麻酸。前面有介绍 γ－亚麻酸对于糖尿病患者的帮助及其他各种不同功效。火麻籽油是自然界中拥有最均衡脂肪酸的天然植物油。推荐长期食用。

●挑选原则

火麻籽油内含 21% 的亚麻酸。所以火麻籽油不适合高温烹调。与其他亚麻酸含量高的油品一样，适合凉拌食用。在挑选火麻籽油时应选择冷压初榨火麻籽油为宜。其他就是遵守初榨油五大原则：购买小包装，深色玻璃瓶包装，凉拌使用（不用明火直接加热即可），开瓶后放入冰箱冷藏，六周内将它食用完毕即可。

★调和油

调和油内含较多不同品种的油品，可从配料表中的排序了解各种原料油的含量。也可在家自行调配调和油。

近几年，调和油在市场上受到大家的追捧。由此可见大家对油脂多样化的认识已达到一定水准。调和油中一般含有多种不同油品，可提供更全面的脂肪酸摄取。

●原料

市面上常见的调和油有花生调和油、葵花籽调和油、橄榄调和油等等。其实不管调和油的名字是什么，大多还是用花生油、葵花籽油、菜籽油、大豆油、玉米油、芝麻油、橄榄油等植物油调和而成。不同名称的调和油的区别在于，内含不同的调和比例。市场上的调和油绝大多数都是用精炼油作为原料，因此，消费者在市场上所选购的调和油大多也都是适合用来炒菜的调和油。同时在市面上也有一些调和油添加 DHA、植物甾醇等功能性诉求强的营养元素。消费者可以依据自己的需求来选购油品。

调和油的脂肪酸含量

脂肪酸

- 饱和脂肪酸 取决于原料比例
- 不饱和脂肪酸 取决于原料比例
  - 单元不饱和脂肪酸（Omega-9） 取决于原料比例
  - 多元不饱和脂肪酸 取决于原料比例
    - 亚麻酸(Omega-3) 取决于原料比例
    - 亚油酸(Omega-6) 取决于原料比例

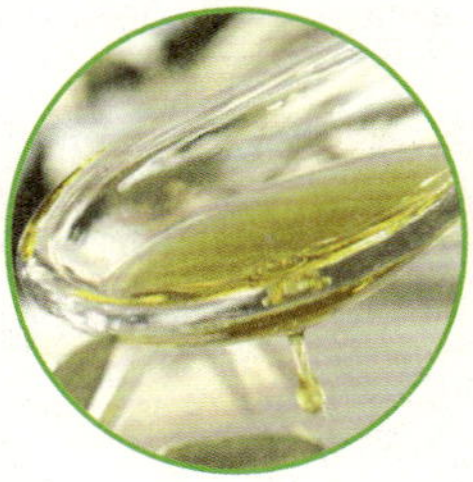

* 冒烟点：取决于原料比例 * 适合料理方式：市面上调和油多为精炼油，适合大中小火炒

●营养成分

市面上的调和油大多都是按照一定脂肪酸比例来调配的。如有些厂家会提出 1:1:1 的

比例或是 0.27:1:1。这些数字代表什么意思呢？一般来说是指饱和脂肪酸、单元不饱和脂肪酸与多元不饱和脂肪酸的比例。举例来说，在标签上看到 0.27:1:1 这个数字的话，就代表这瓶调和油所含的饱和脂肪、单元不饱和脂肪酸和多元不饱和脂肪酸的比例。每家厂商对于自家生产的调和油脂肪酸比例都有一定的科学依据。例如，0.27:1:1 是依据中国营养学会推荐的中国居民膳食营养素参考摄入量所制定的。

前文提到，市场上调和油用的原料都是以精炼油为主。精炼油中大部分的营养素多为脂肪酸，其他营养素如维生素、磷脂等含量都很低。同时精炼步骤的高温环境也容易造成亚麻酸的破坏。所以读者除了选用调和油外，也一定要配合初榨油来补充那些精炼油中所缺乏的营养素。

●挑选原则

调和油内含较多不同品种的油品，读者可以从配料表中的排序了解到各种原料油的含量。国家规定配料表中的顺序是按照成品中所含的原料多寡来决定的，含量越多越列在前面。按照此原则可粗略了解调和油内含的原料。再来就是注意调和油中所用的原料是否为转基因原料。在国内，大豆油和玉米油都有可能使用转基因原料，注意配料表上原料是否有标注为“非转基因”的字样。因国家对于调和油的内容物含量还没有非常严格的规范，即使我们可以从配料表上了解每种油的使用多寡，还是无法确切知道每种油的含量。书中第 80 页有介绍如何在家中自行调配调和油，供读者们参考。

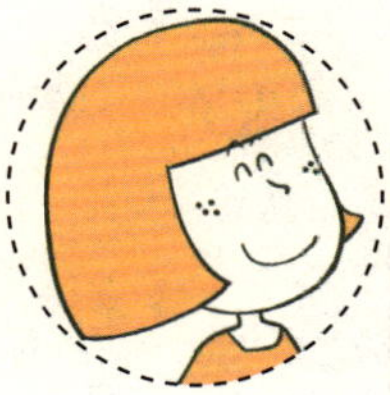

附录一：文文的食谱

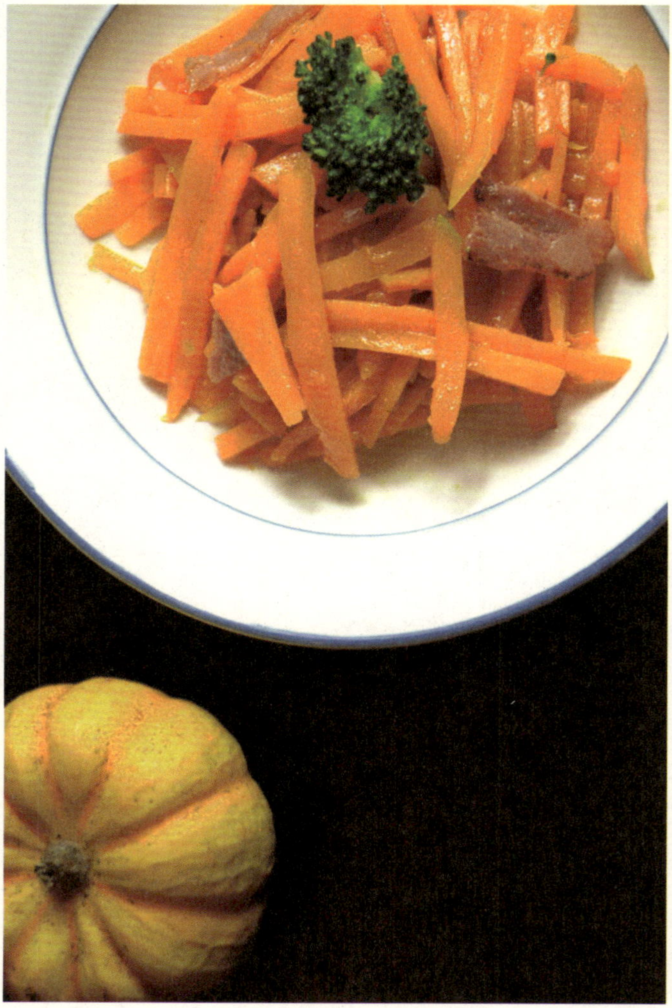

炒南瓜丝

材料

南瓜250克，培根20克，葡萄籽油10毫升，盐少许

做法

1. 南瓜削皮切丝，培根切小段。

2. 葡萄籽油入锅加热至油纹出现后放入培根炒至香。

3. 放入南瓜丝大火翻炒后加少许水炒至熟。

4. 盖锅焖一分钟后加入盐即可。

在此菜肴中加入培根不单单是为了增添风味，更可运用培根内所含的油脂来减少其他油脂的添加。此料理手法可以作为其他轻油食谱的减油原则。南瓜热量低同时含有大量的钾。现代饮食中往往摄入过多的钠。钠钾平衡对于人体健康起到关键的作用，多摄取含钾食物就成为现代饮食中的重要一环。

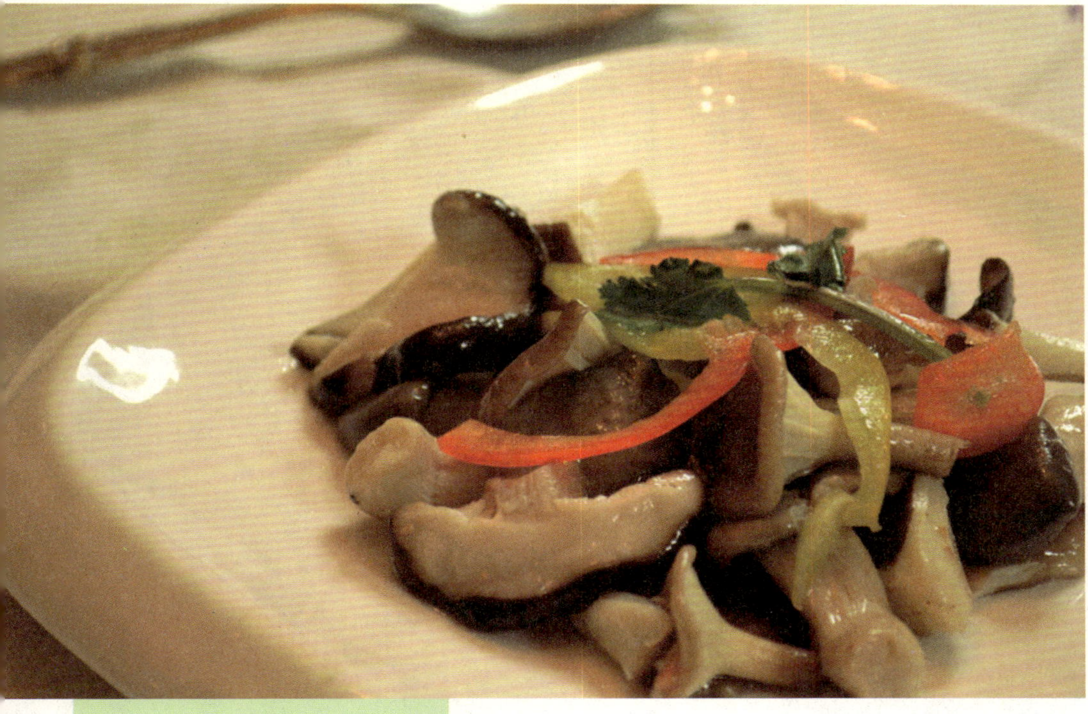

葱油拌百菇

茶油耐高温，适合作为传统烹调方式使用。花生油、葡萄籽油同样具有耐高温的特性，也可作为爆香用油。这种热油拌菜做法不仅可以去除生菇的生味，同时也保留了菌菇中的营养素。菌类含有各种优质必需氨基酸。吃素人群在饮食中多添加菌类，可补充身体每日所需的蛋白质。

材料

香菇、平菇、猪肚菇（菇类可依照喜好挑选，尽量选择非漂白过的菇类）共半斤，葱，茶油 15 毫升，红、黄彩椒各半颗，盐少许

做法

1. 将菇类切片，红、黄彩椒切细丝，葱切段备用。

2. 将菇类食材用沸水焯熟沥干备用。

3. 将菇片，彩椒摆至盘上备用。

4. 茶油入锅加热至油纹出现后放入葱段，香味出来后关火。

5. 将葱段捞出后，把热油浇到菇片拼盘上。再拌入盐调味即可。

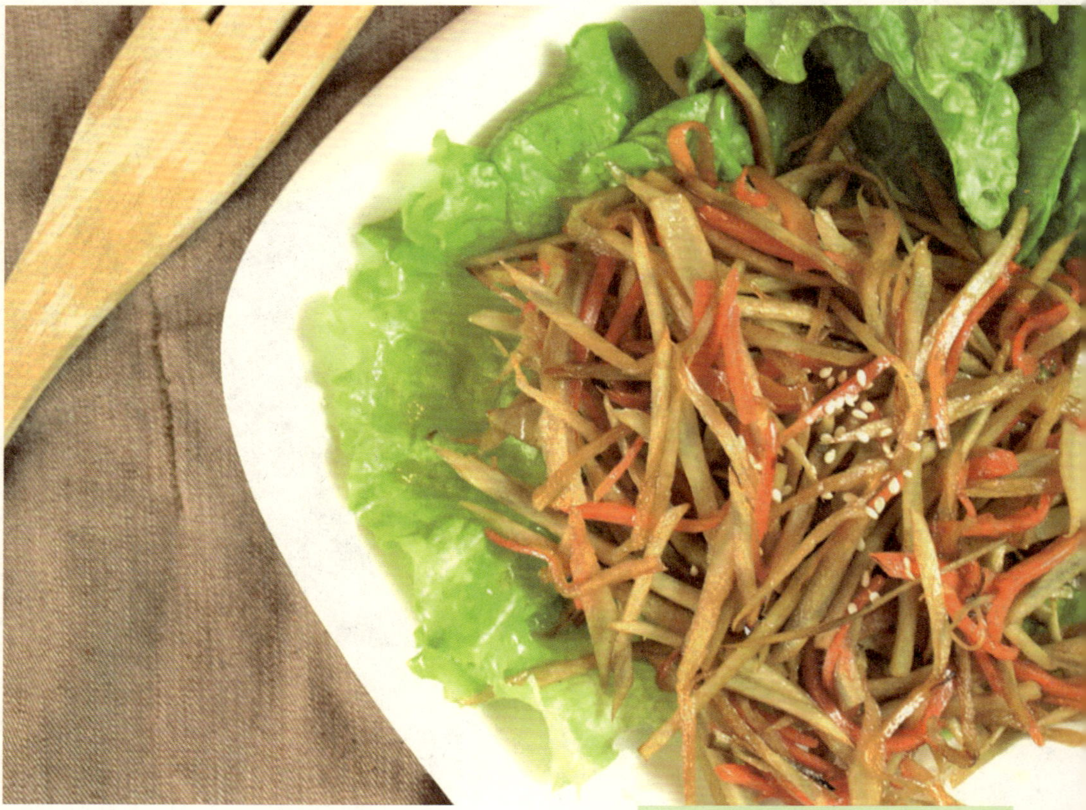

和风炒牛蒡

材料

牛蒡 250 克，胡萝卜 100 克，葵花籽油 10 毫升，酱油（生抽）1 汤匙，黄糖适量

做法

1. 牛蒡洗净削皮切丝后泡盐水备用，胡萝卜切丝。

2. 葵花籽油加热至油纹出现后放牛蒡丝与胡萝卜丝，大火热炒熟后起锅。

3. 加入酱油与糖做调味。

牛蒡含有乙烯类，具有抗霉菌的效果，适合有尿道感染、青春痘患者摄取。牛蒡中的菊糖属于寡糖，可以稳定体内血糖，对于糖尿病患者来说是很好的饮食选择。如果拿牛蒡煮汤的话，可以连皮一起切片放汤中熬煮。牛蒡表皮中含有丰富的营养素，略带甜味可以增加汤的口感。

百合芦笋

材料

芦笋 250 克，百合一颗，花生油 10 毫升，鲜银杏少许，盐少许

做法

1. 将芦笋切段，百合洗净剥开备用。

2. 花生油加热至油纹出先后将备好的芦笋、百合、银杏用大火翻炒。

3. 起锅前勾薄芡，放入少许盐做调味。

芦笋有安神解毒的功效。内含有大量的植物生化素。同时有利尿效果，可帮助排除肾脏的毒素，提高肝脏的解毒能力。芦笋中还富含微量元素硒，硒可以增强免疫系统，提高免疫力。

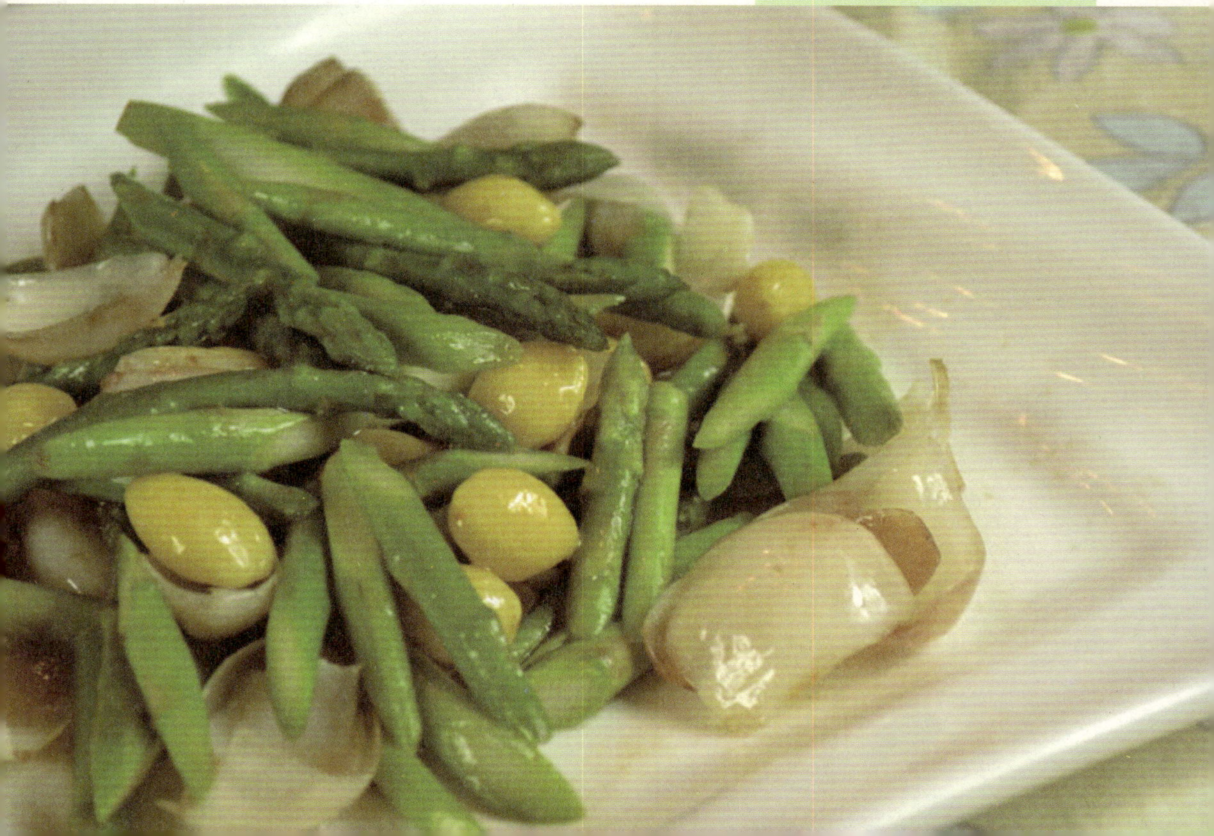

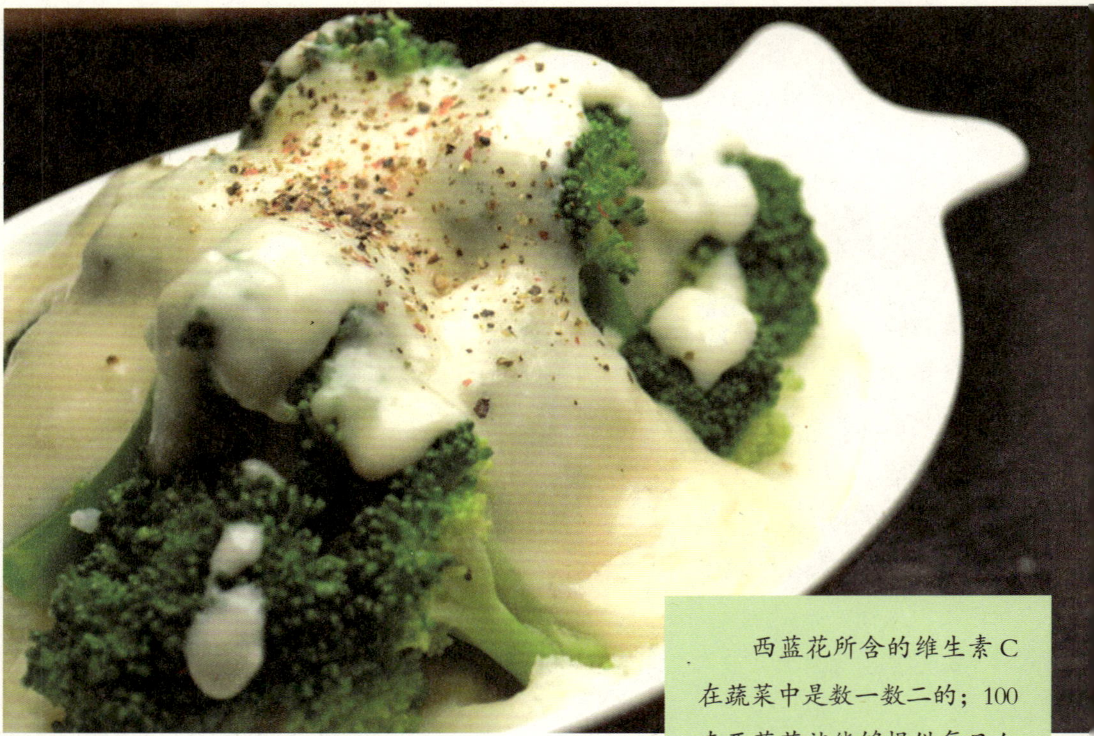

焗烤西蓝花

材料

西蓝花 200 克，土豆泥 50 克，盐少许，巴西里少许，奶酪片 2 片，葵花籽油 15 毫升

做法

1. 将西蓝花剥成瓣，加入加盐的热水中煮沸后盛出沥水。

2. 将蒸熟的土豆去皮，放入碗中捣成泥状。

3. 土豆泥中加入少许盐均匀搅拌。

4. 将烤盘上刷上葵花籽油后，土豆泥平铺于烤盘。

5. 发挥创意，按自己喜欢的方式将西蓝花放在土豆泥之上，铺上奶酪。

6. 放置烤箱中约 5 分钟后取出即可。

西蓝花所含的维生素C在蔬菜中是数一数二的；100克西蓝花就能够提供每日人体所需维生素C的一半。西蓝花属于十字花科的一员，而十字花科类的植物都是公认具有抗癌功效的优良食材。尤其是西蓝花中所含的吲哚，具有抗癌功效。

大家都以为土豆含有很多淀粉，所以热量很高，容易发胖！其实土豆在所有的主食中热量是最低的，同时还含有颇高的膳食纤维。与其他主食相比，土豆中的维生素C含量可是鹤立鸡群呀！只要不将土豆拿去炸，其实土豆是不错的减肥良品。

黄瓜海带芽

材料

新鲜海带芽 200 克，黄瓜 20 克，柠檬 1/4 颗，糖、盐少许，白芝麻少许，有机亚麻籽油 5 毫升

做法

1. 黄瓜切片，海带芽放入矿泉水中泡软洗净备用。

2. 将黄瓜、海带芽加入糖和少许盐拌匀后挤入新鲜柠檬汁。

3. 最后撒上白芝麻及有机亚麻籽油即可。

海带芽中富含各类微量元素和可溶性纤维。冷压初榨的有机亚麻籽油带有淡淡的坚果味，但也可能有些许苦涩味道，此苦涩口味属正常。

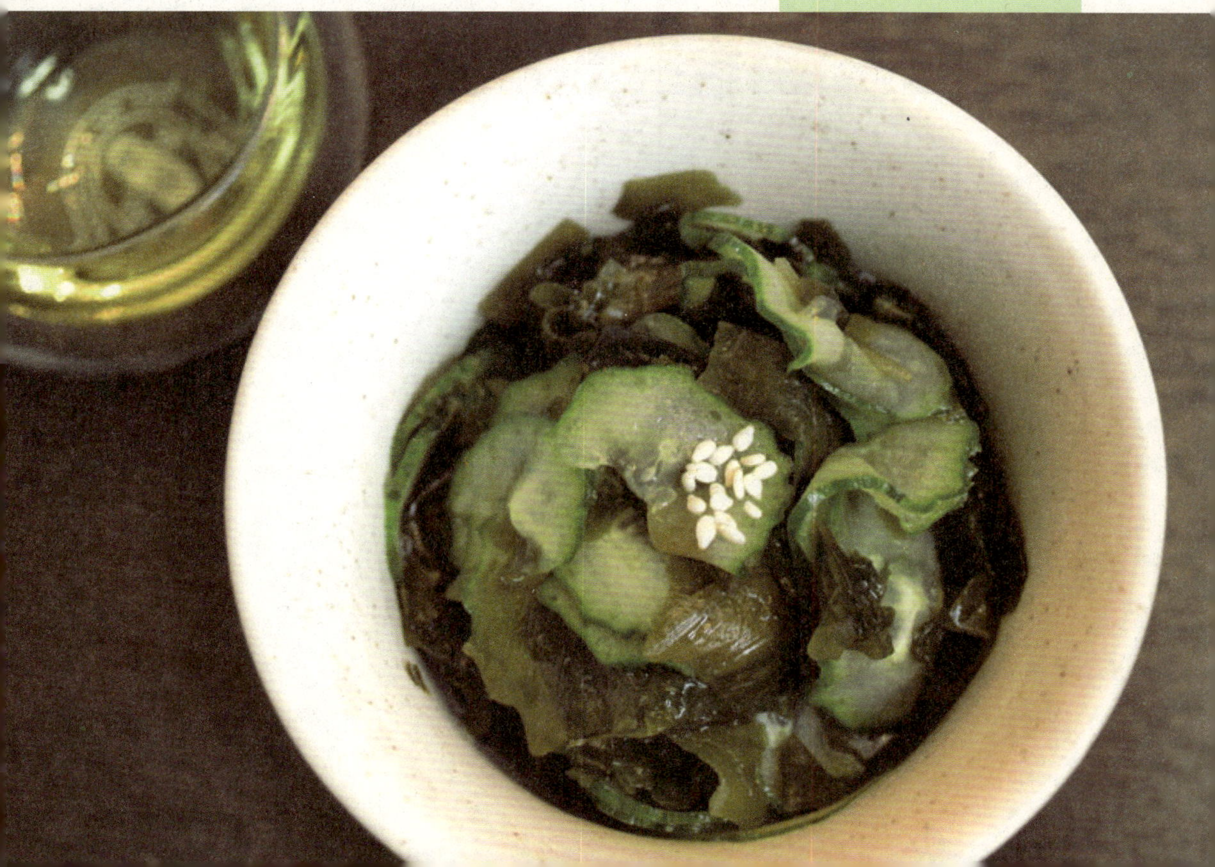

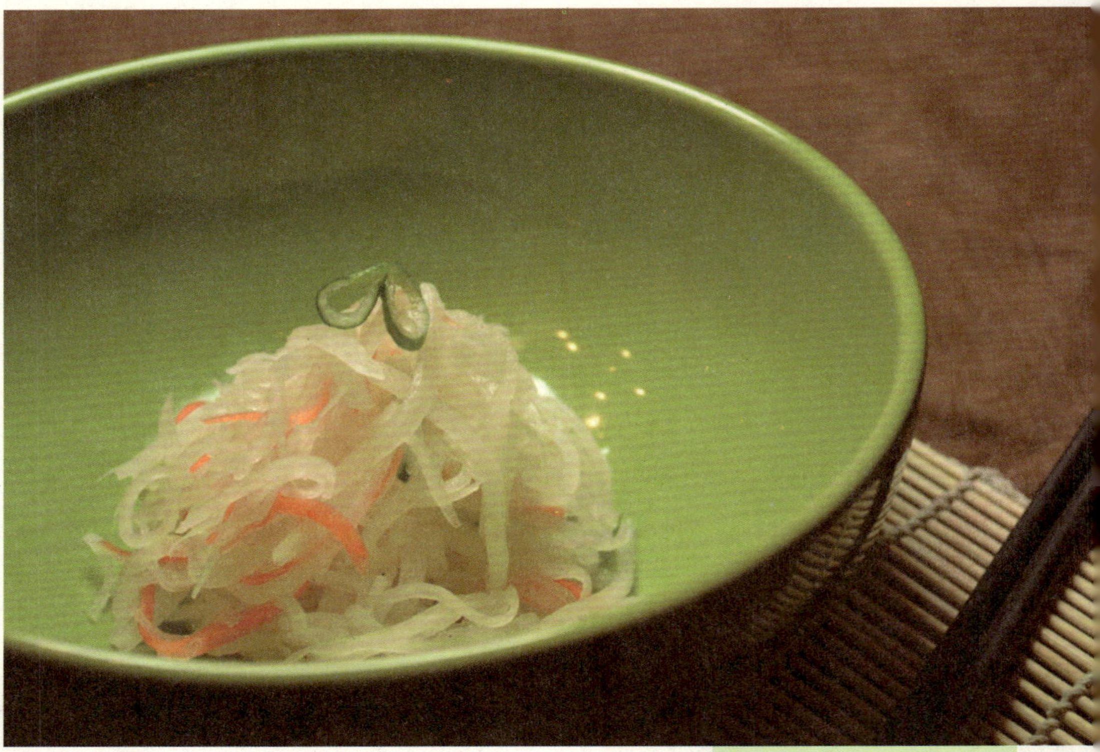

凉拌白萝卜

● **材料**

白萝卜半根，胡萝卜少许，小葱，白芝麻，盐、糖少许，芝麻油 5 毫升，有机亚麻籽油 5 毫升

● **做法**

1. 小葱切成葱花。

2. 白萝卜削皮切丝，胡萝卜切丝撒盐，搓揉后静置一小时。

3. 一小时后将水分移除后用凉水浸泡片刻取出。

4. 加入少许糖，葱花沥干后拌入芝麻油及亚麻籽油即可食用。

白萝卜和西蓝花一样属十字花科类蔬菜。十字花科类蔬菜对于预防癌症有很好的效果。白萝卜中的异硫氰酸盐尤其对于消化系统癌症有特别的预防效果。但是有甲状腺肿大的患者应该少吃白萝卜，因白萝卜中含有天然甲状腺肿大剂。

凉拌黑木耳

材料

干黑木耳 10 克，胡萝卜少许，芹菜少许，蒜头一颗，盐少许、米醋少许、糖少许，月见草油 5 毫升

做法

1. 干黑木耳洗净泡水。
2. 胡萝卜切丝，芹菜切段备用。
3. 黑木耳和胡萝卜丝沸水焯熟。
4. 蒜头捣成泥状。
5. 所有食材混合在一起加入米醋、糖、盐和月见草油拌匀即可。

黑木耳中的钙和铁含量很高。女性同胞预防贫血、骨质疏松可以多摄取黑木耳。黑木耳属于胶质菌类的一种，在体内可以吸收油脂，帮助肠道蠕动，预防便秘。

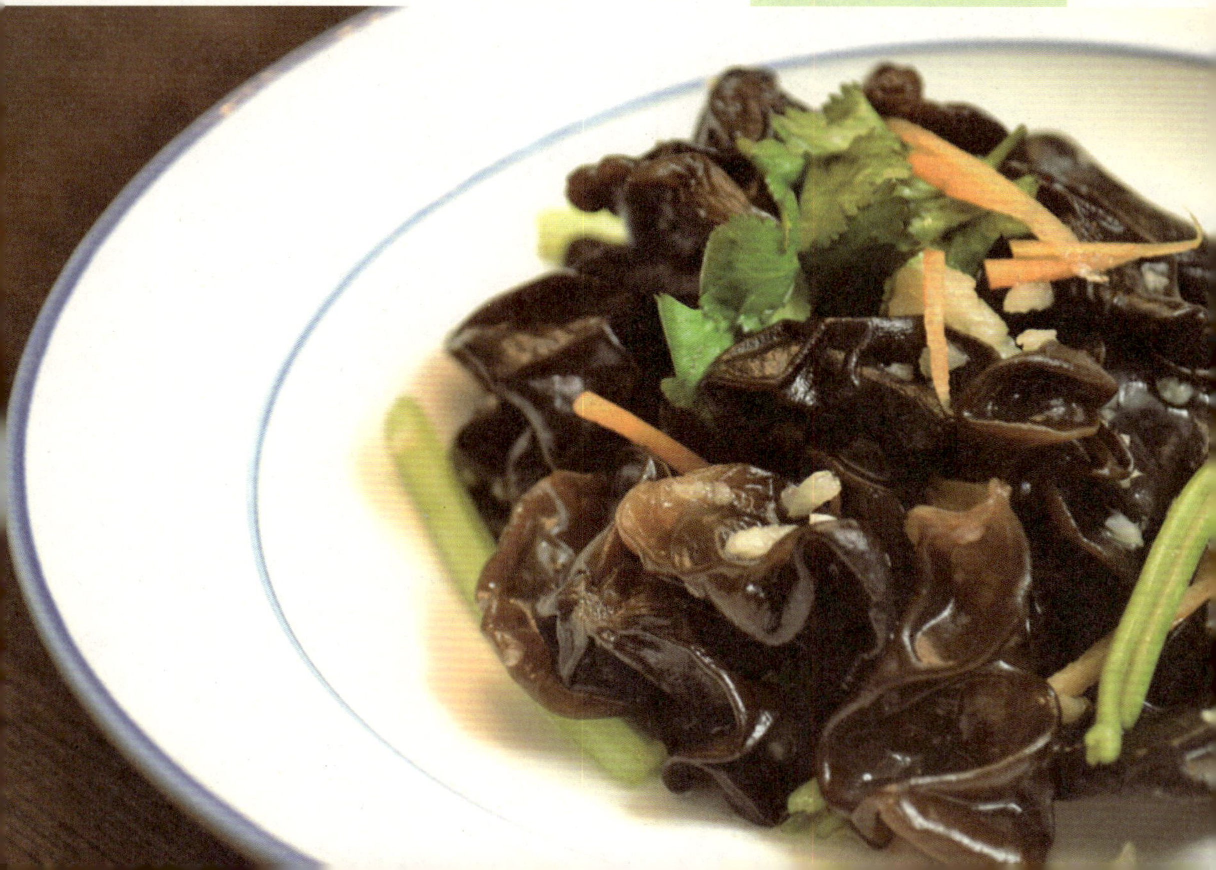

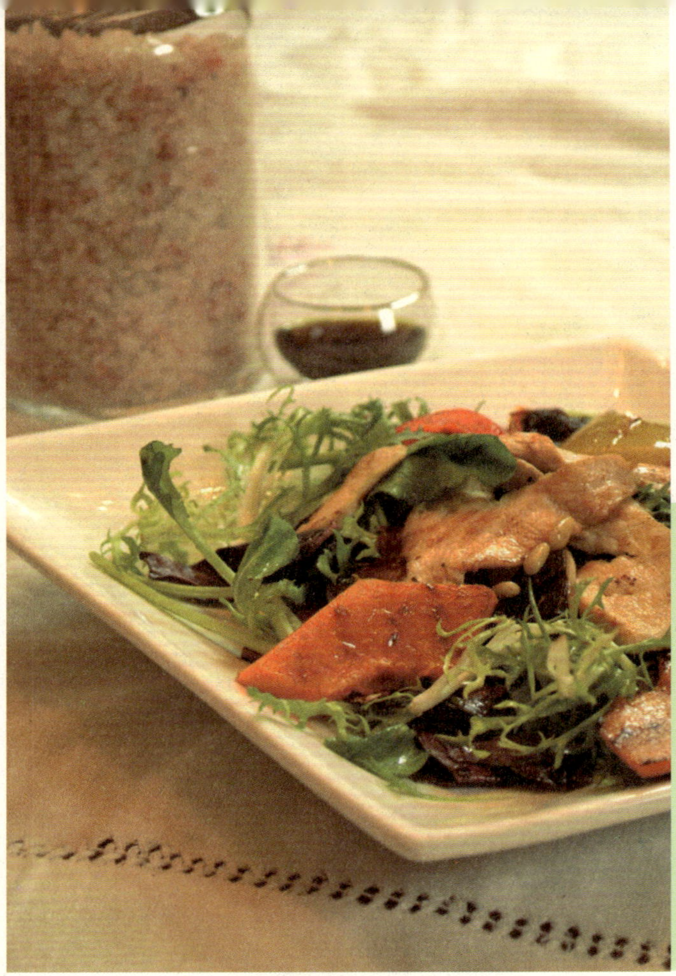

普罗旺斯南瓜沙拉

半斤南瓜中所含的维生素 A 就已经超过人体一天所需要量了。南瓜还可以说是优质护眼食品。再配合上南瓜籽油，不仅促进了脂溶性维生素 A 的吸收，同时也更突出南瓜的风味。这是一道适合全家食用的健康沙拉。

材料

鸡胸肉一片，圆生菜半颗，青椒半颗，彩椒半颗，紫甘蓝少许，洋葱少许，南瓜半斤，松子仁少许，圣女果 5 颗，红酒醋少许，南瓜籽油 15 毫升

做法

1. 将生菜撕成小片，南瓜切薄片备用。
2. 青椒、彩椒、紫甘蓝、洋葱切丝洗净沥干备用。
3. 将鸡胸肉洗净，沸水中煮 5 分钟。
4. 将南瓜、鸡胸肉切片，一起放置烤箱（250 摄氏度）中烘烤约 5 分钟后取出备用。
5. 将所有蔬菜类食材放入沙拉碗中，鸡胸肉片及南瓜片扑在蔬菜上。
6. 撒上松子仁或其他坚果。
7. 加入红酒醋与南瓜籽油即可。

山药排骨麦仁粥

材料

山药一根，排骨 300 克，胡萝卜 200 克，麦仁 150 克，核桃油 5 毫升

做法

1. 将排骨切块，洗净后备用。

2. 山药去皮切大块、胡萝卜切块、麦仁洗净备用。

3. 用汤锅盛装约 2 升水煮沸后，将排骨、胡萝卜放入锅中炖煮约半小时。

4. 将山药、麦仁加入锅中继续炖煮 1 小时。

5. 加入少许盐做调味。熄火后约 10 分钟淋上核桃油即可。

山药对于希望改善更年期问题的女性有很好的效果。这是因为山药中含有丰富的薯蓣皂苷。薯蓣皂苷在体内可以形成类似荷尔蒙的效果，同时还可预防骨质疏松症。

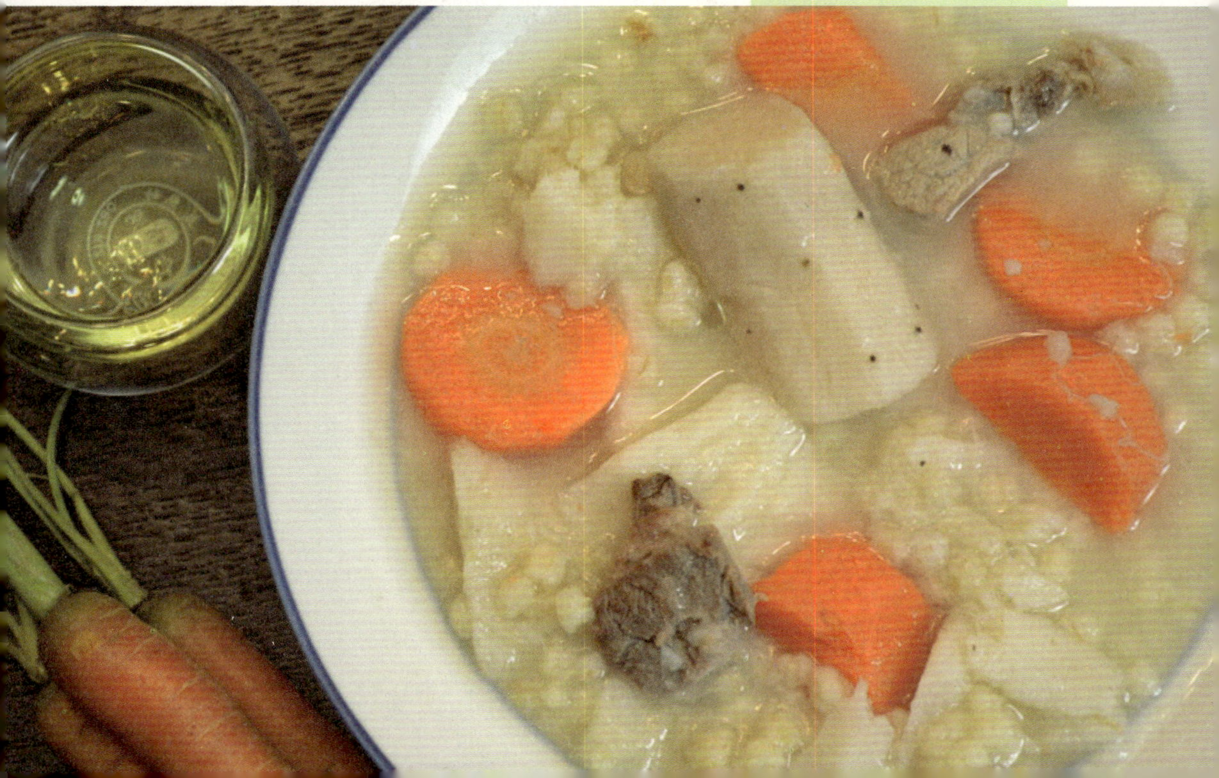

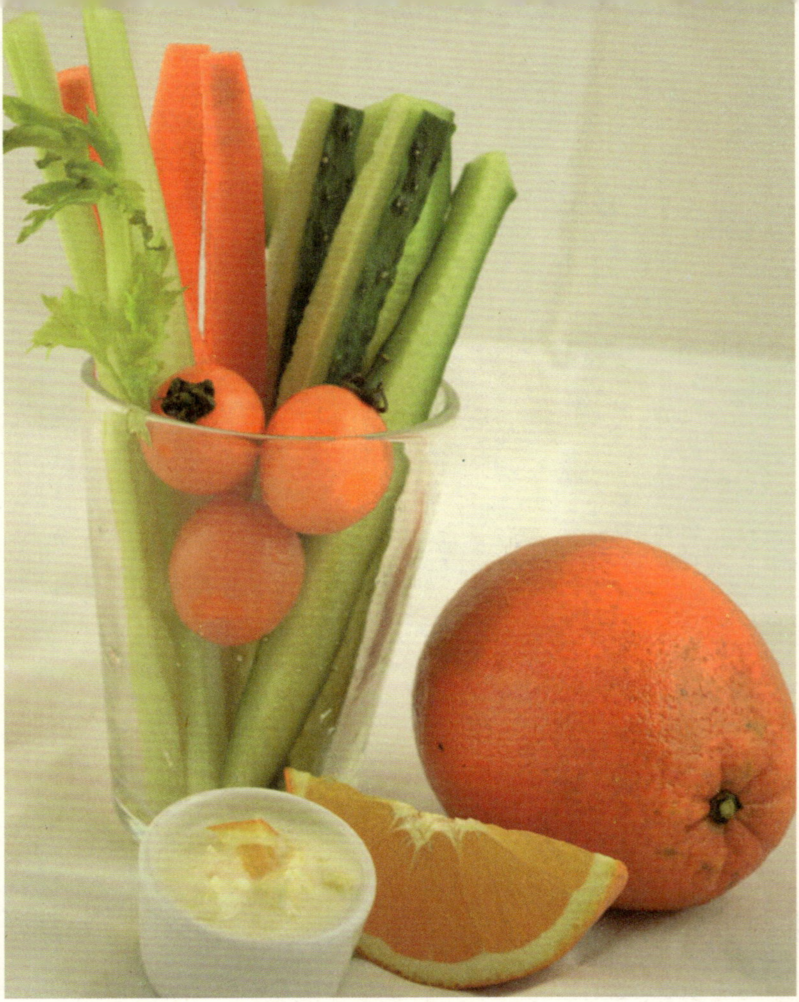

甜橙酸奶沙拉棒

材料

黄瓜一条，胡萝卜一条，芹菜一把，圣女果若干，自行制作的酸奶，脐橙，有机亚麻籽油 10 毫升

做法

1. 将黄瓜、胡萝卜、芹菜洗净用凉水冰镇后将水分沥干。

2. 切成长宽各约 1 厘米条状放入玻璃杯中。

3. 将半颗脐橙去皮与少许蜂蜜、有机亚麻籽油及自制酸奶至搅拌机中搅拌均匀。

4. 将蔬菜沙拉棒蘸自制酸奶沙拉酱食用。

芝麻酱拌四季豆

材料

四季豆 200 克，白芝麻少许，火麻籽油 5 毫升，芝麻酱

做法

1. 四季豆切段，热水煮沸，放入四季豆煮熟后置冷水浸泡后捞起摆盘。

2. 将火麻籽油与芝麻酱拌匀，加少许盐和糖调味，淋在四季豆上。

3. 撒上白芝麻点缀即可。

四季豆含有丰富的膳食纤维，多食用可以缓解便秘的问题。但是食用四季豆时一定要确保煮熟后食用，避免摄取到内含的豆角毒素。

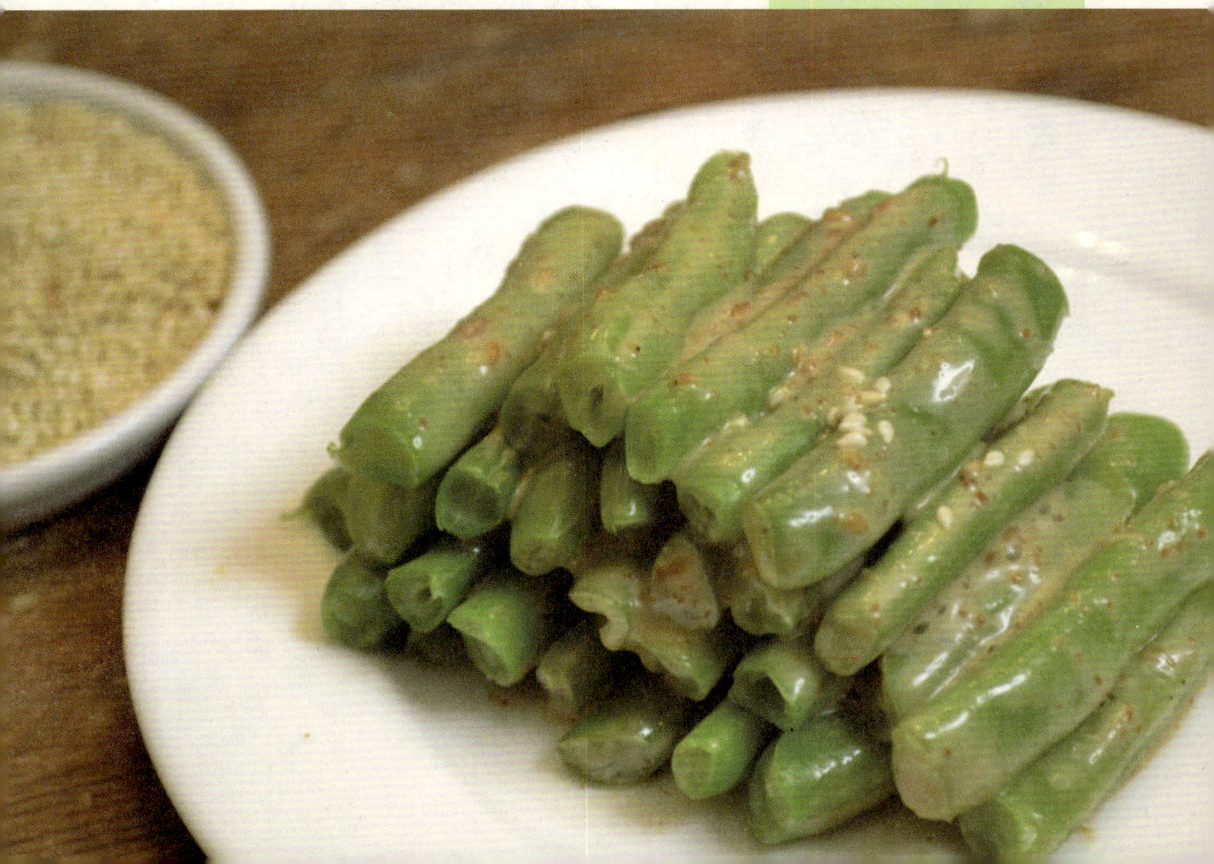

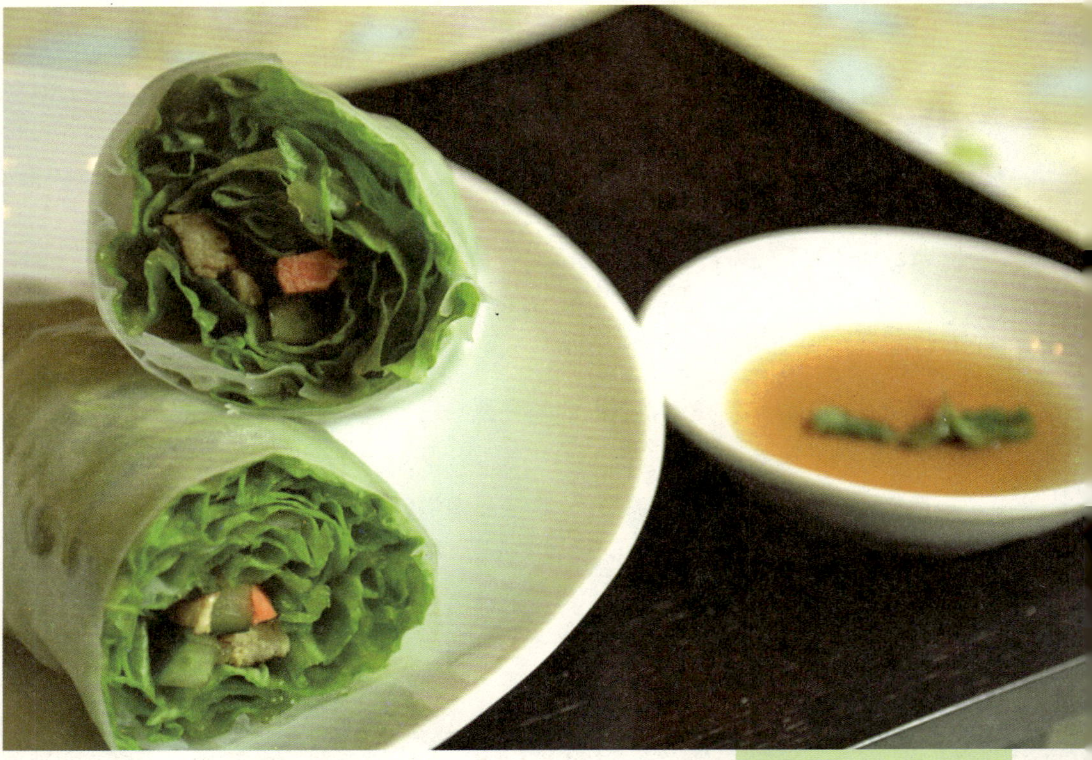

越南春卷

材料

越南式春卷皮，胡萝卜半根，黄瓜半根，鸡胸肉200克，薄荷叶6片，绿叶生菜适量，鱼露少许，水果醋少许，糖少许，苏籽油5毫升

做法

1. 将胡萝卜与黄瓜切成细条。
2. 将鸡胸肉煮熟后切片备用。
3. 将越南式春卷皮浸入水中约10秒泡软后平铺盘上。
4. 再将生菜铺上。
5. 将其他食材整齐放置后卷起（需要耐心）。
6. 切段盛盘。
7. 将鱼露、水果醋、糖与苏籽油拌匀后淋上即可。

绿叶生菜中含有高含量的维生素A及B_1。虽然食材相对比较难购买（可在网上购买），但是偶尔也可以给自己与家人尝尝不一样的异国料理！苏籽油与醋的味道非常合拍，可以给菜肴增添不同的风味喔！

有机酸辣米粉

材料

苜蓿芽或绿豆芽少许，小黄瓜半根，西红柿半颗，柠檬 1/4 颗，米粉适量，泰式酸辣酱 50 毫升，豌豆苗少许，豆腐 150 克，有机月见草油 7 毫升

做法

1. 将胡萝卜与黄瓜切成细条。
2. 将西红柿切块备用。
3. 锅内加入 500 毫升（一大碗）水，放入西红柿与豆腐，开中火。
4. 将泰式酸辣酱、少许盐加入锅中。
5. 水滚后加入米粉，让米粉充分吸收汤汁。
6. 起锅盛在碗中，加入胡萝卜丝、黄瓜丝、芽菜与豌豆苗。
7. 依个人喜好加入新鲜柠檬汁与月见草油（或味道清淡的初榨油）即可。

大量的生菜和清香酸甜的米粉带给您惊奇的好滋味！高纤又美味！

芽菜类食品提供大量优良蛋白质、抗氧化剂与植物生化素，建议生食。

另加入针对女性的健康油脂（月见草油），是一道受女性朋友喜爱的酸甜美味。

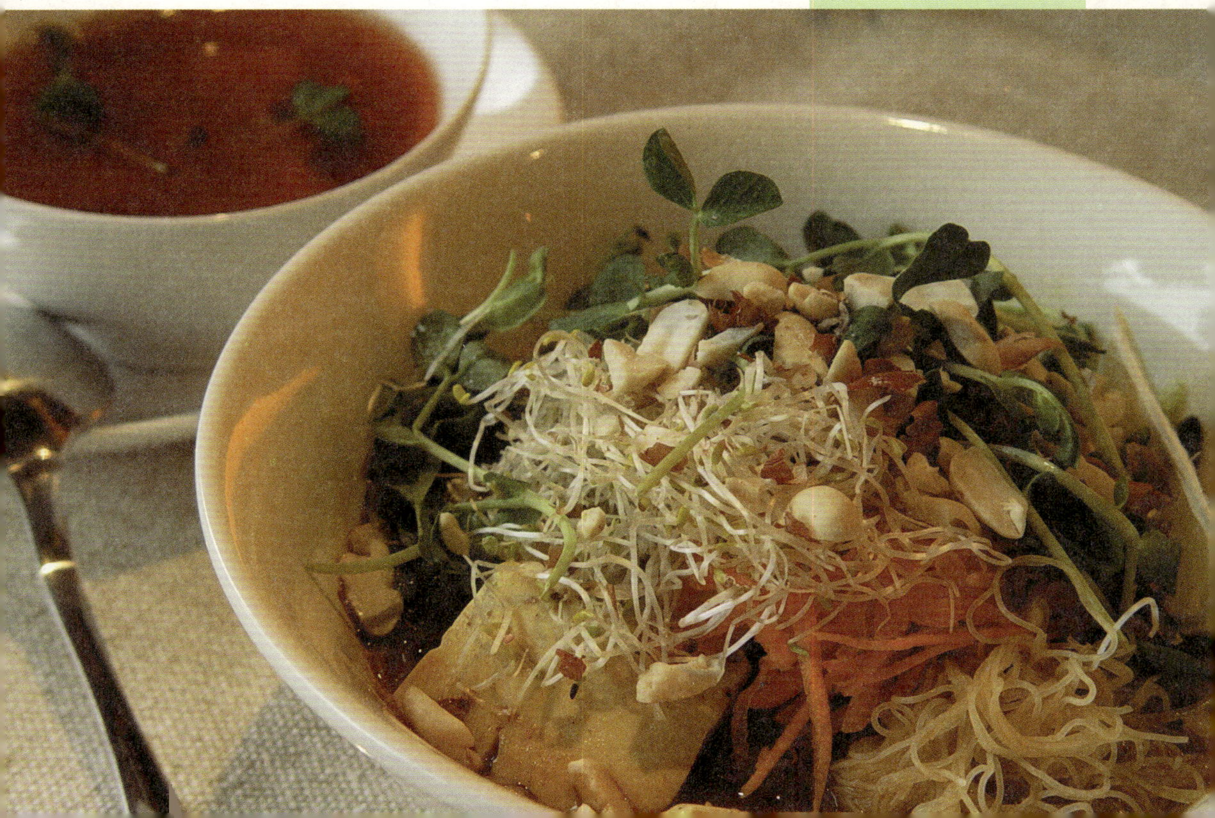

附录二：食用油的各类营养成分对照表

食用油名称	饱和脂肪酸含量 (%)	单元不饱和脂肪酸含量（油酸，Omega-9）含量（%）	多元不饱和脂肪酸含量	
			亚麻酸 (Omega- 3) 含量 (%)	亚油酸 (Omega-6) 含量 (%)
●精炼油				
葵花籽油	12	16	1	71
大豆油	14	26	8	52
花生油	19	53	0	28
橄榄油	15	72	1	12
玉米胚芽油	15	33	1	51
葡萄籽油	9	17	0	74
茶油	11	80	1	8
棕榈油	50	39	0	11
椰子油	91	8	0	1
猪油	40	47	1	12
●初榨油				
亚麻籽油	7	18	57	18
苏籽油	6	16	63	15
南瓜籽油	15	32	2	51
月见草油	10	9	0	63
核桃油	9	18	10	60
火麻籽油	10	15	21	52

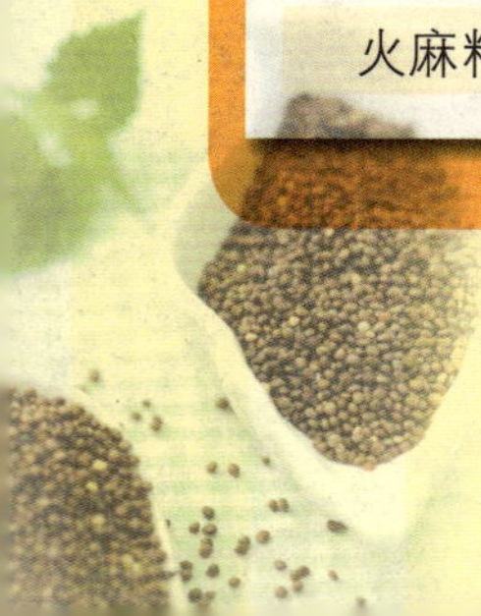

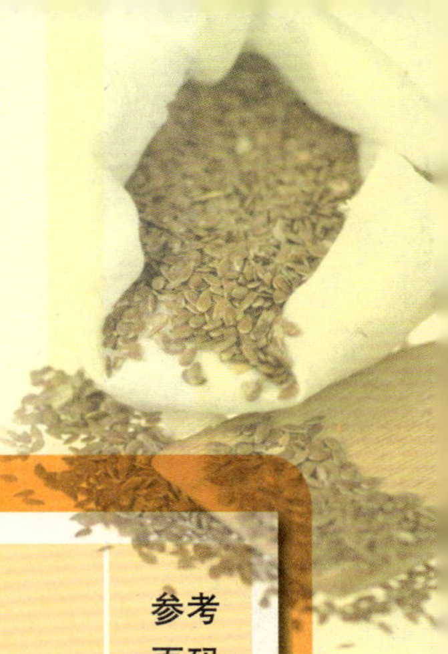

冒烟点 (℃)	料理方式	储存建议	备注	参考页码
177	中小火炒，水炒	远离火源，阴暗通风处		107
232	煎炸，中小火炒，水炒			109
232	煎炸，中大火炒，水炒			112
163	小火炒，水炒，凉拌			115
232	煎炸，中大火炒，水炒			122
204	中大火炒，水炒			124
232	煎炸，中大火炒，水炒			126
232	煎炸，中大火炒，水炒			128
191	煎，中大火炒，水炒			130
182	中小火炒，水炒			132
107	凉拌	开瓶后冷藏保存		134
107	凉拌			138
121	凉拌			140
107	凉拌		含 9% γ－亚麻酸	142
121	凉拌		含 3% γ－亚麻酸	145
107	凉拌		含 2% γ－亚麻酸	147